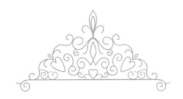

李赛美六经辨证医案

（师承带教版）

主编　李赛美　曾纪斌

U0308381

中国中医药出版社

·北 京·

图书在版编目（CIP）数据

李赛美六经辨证医案 / 李赛美，曾纪斌主编 . —北京：中国中医药出版社，
2019.8（2020.5 重印）

ISBN 978 – 7 – 5132 – 5511 – 0

Ⅰ . ①李…　Ⅱ . ①李…　②曾…　Ⅲ . ①六经辨证—医案　Ⅳ . ① R241.5

中国版本图书馆 CIP 数据核字（2019）第 051284 号

中国中医药出版社出版

北京经济技术开发区科创十三街 31 号院二区 8 号楼
邮政编码　100176
传真　010-64405750
三河市同力彩印有限公司印刷
各地新华书店经销

开本 710×1000　1/16　印张 12　彩插 0.75　字数 152 千字
2019 年 8 月第 1 版　2020 年 5 月第 2 次印刷
书号　ISBN 978 – 7 – 5132 – 5511 – 0

定价　58.00 元
网址　www.cptcm.com

社 长 热 线　010-64405720
购 书 热 线　010-89535836
维 权 打 假　010-64405753

微信服务号　zgzyycbs
微商城网址　https://kdt.im/LIdUGr
官 方 微 博　http://e.weibo.com/cptcm
天猫旗舰店网址　https://zgzyycbs.tmall.com

如有印装质量问题请与本社出版部联系（010-64405510）

《李赛美六经辨证医案》（师承带教版）
编委会

主　编　李赛美　曾纪斌

副主编　刘煜洲

编　委　（按姓氏拼音排序）

陈瑞斌　陈玉甜　高　曼　黄寅銮

刘婉文　潘　艳　谢君成　谢韶妍

王彩娣　王桂娟

内 容 简 介

　　《李赛美六经辨证医案》(师承带教版)采用案例引导式教学与撰写模式,共采集李赛美教授临床30个真实案例进行六经辨证。每个案例分为"诊断现场""辨证论治""思辨解惑"三部分。其中,"诊断现场"主要介绍患者基本信息、病史查体、中医证候等;"辨证论治"重点叙述李教授六经辨证处方思路及治疗方案;"思辨解惑"则通过问答形式,重点阐述李教授六经辨治经验,其中既包括对于所述疾病中西医辨病辨证的剖析、经方辨治要点的解析及重点方药的辨析,还包括其对于时下中医诸多热点问题及思潮的看法。

　　本书内容翔实,实战性强,通过一个个鲜活的临床案例展示了《伤寒论》六经辨证体系在临床辨治疑难杂病中的优势。本书既可为广大临床医师拓展临床诊治思维,丰富治疗手段,也可让中医院校学生了解六经辨证,启蒙经方使用,还可为广大经方爱好者提供经方治疗疾病的实践样本,实为一本临床实证必备的参考书籍。

主编简介

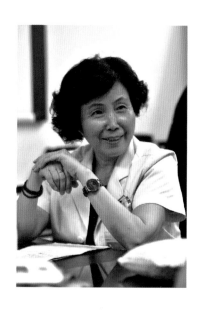

李赛美，医学博士，享受国务院政府特殊津贴专家，第六批全国老中医药专家学术经验继承工作指导老师，广东省名中医，广州中医药大学二级教授，主任医师，博士生导师，伤寒论教研室主任，中医经典临床研究所所长。

国家重点学科中医临床基础学科带头人，国家中医药管理局重点学科伤寒论学科带头人；国家精品课程、国家精品资源共享课程伤寒论负责人；国家教学团队中医临床基础核心成员。

长期从事中医临床经典教学与临床研究，擅长运用经方辨治糖尿病、肝病、甲亢、抑郁症及疑难病症；在糖尿病心脏病、中医药降糖及经方运用与推广领域取得显著成绩，创办国际经方班享誉海内外。

荣获全国模范教师，全国教育系统巾帼建功标兵，全国三八红旗手，全国首届杰出女中医师，广东省教学名师，广东省特支计划教学名师等荣誉称号，是海内外知名的伤寒学家、糖尿病专家。

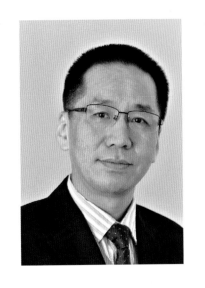

曾纪斌，深圳市宝安中医院（集团）糖尿病科主任，主任中医师，广州中医药大学教授，硕士研究生导师，深圳市名中医，宝安区高端人才，国家中医重点专科协作组成员单位、广东省中医重点专科、深圳市中医特色专科、宝安区医学重点专科建设单位——糖尿病科学科带头人。

中华中医药学会仲景学说分会委员，中华中医药学会糖尿病专业委员会委员，世界中医药学会联合会糖尿病专业委员会常务理事，中国医师协会中西医结合医师分会内分泌代谢病专家委员会委员，广东省中医药学会仲景学说专业委员会常委，广东省中医药学会糖尿病专业委员会常委，广东省中西医结合学会内分泌专业委员会常委。

第 11 条 "病人身大热，反欲得衣者，热在皮肤，寒在骨髓也；身大寒，反不欲近衣者，寒在皮肤，热在骨髓也"；第 337 条 "凡厥者，阴阳气不相顺接，便为厥" 等。无一不是从大量临床实践中归纳出来的要点、关键，具有重要的临床指导价值。

验之于当今临床，复杂病证比比皆是，甚至有患者从头到足，从里至外无一安好之处。唯恐遗漏，就诊时还带上几页文字材料来补充。可谓错综复杂，不知所云。如何抓住头绪，这就是对临证者归纳能力的考验。或是从主诉入手，或是从病证特征切入，每能抓到要领。此为望闻问切四诊后，辨证论治启动的第一步。

2. 鉴别

同病异治、异病同治是辨证论治的具体体现，其关键点在于透过现象，捕捉 "蛛丝马迹"，进而抓住疾病病机的本质与核心。

如原文第 14 条 "太阳病，项背强几几，反汗出恶风者，桂枝加葛根汤主之"，原文第 31 条 "太阳病，项背强几几，无汗恶风者，葛根汤主之"，两证同有 "项背强几几"，均为营卫不和，经脉失养所致；但一为汗出，一为无汗，腠理开闭有别，病机虚实之异彰然。

其论 "胸满"，原文第 21 条 "……脉促胸满者，桂枝去芍药汤主之"，第 22 条 "若微寒者，桂枝去芍药加附子汤主之"，第 36 条 "太阳与阳明合病，喘而胸满者，宜麻黄汤"，还有小柴胡汤证之 "胸胁苦满"，柴胡桂枝干姜汤证之 "胸胁满微结"，柴胡加龙骨牡蛎汤证之 "胸满烦惊"、热入血室之 "胸胁

代 序

从《伤寒论》谈临床辨治九步曲

临床运用的落脚点关键在识证、立法、选方、用药，即理法方药。辨证论治，简称为"辨治"，其运用过程是一项系统工程。笔者结合临床与教学所得，将辨治过程归纳为"九步曲"，既体现于思维过程，也涉及相关步骤与能力。具体而言，辨证立法过程包括归纳、鉴别、探究、融会；选方用药过程包括变通、制控、预测、结合、善后。现结合《伤寒论》分述如下。

1. 归纳

归纳，即指对纷繁复杂的事物进行理性抽提概括的思维过程。《伤寒论》大量运用了此方法。如六经辨证提纲证，为六经病诊断标准，仲景通过反复临床观察，自觉或不自觉地运用了循证医学模式，是对病症核心与要领进行反复提炼与概括的结果。如太阳病"脉浮，头项强痛而恶寒"，阳明病"胃家实是也"，少阳病"口苦，咽干，目眩也"等，或从主要临床症状，或从病机特点，或从病症特征入手进行归纳与表述。

在《伤寒论》中，方证运用表述有"主之""宜""可与"，语气由肯定到斟酌，也是一种方、证、效关系的归纳。

《伤寒论》除了方证，还有一些纲领性条文，如原文第7条"病有发热恶寒者，发于阳也；无热恶寒者，发于阴也"；

下满"等。同是"胸满"，病位有心、肺、少阳胆经之别，病机有心阳不足、太阳邪气内陷，或肺气不利，或少阳经气受阻之异。贵在佐症不同，必有可鉴别之所。

关于麻杏甘石汤证，原文第63条"发汗后，不可更行桂枝汤，汗出而喘，无大热者，可与麻黄杏仁甘草石膏汤"。其病症特点是"汗出而喘"。究其病机，有太阳病桂枝加厚朴杏子汤证，阳明病白虎汤证、承气汤证、葛根芩连汤证，但原文否定句前置，已排除了太阳病桂枝汤证系列；无大热，排除了阳明病系列；由于是"汗出而喘"，排除了伤寒表实之麻黄汤证与小青龙汤证之喘，故定位为邪热壅肺证。所谓同中求异，善用排除法，非对临床辨证有素，对病位病机把握分寸入微者难以至此。

原文第25条"服桂枝汤，大汗出，脉洪大者，与桂枝汤如前法"，第26条"服桂枝汤，大汗出后，大烦渴不解，脉洪大者，白虎加人参汤主之"。尽管脉症相似，但一用桂枝汤解表，一用白虎加参汤清热益气生津，关键点是"大烦渴不解"，为热盛津伤，此为阳明病辨证眼目。

3. 探究

探究力，即透过现象看本质，也是洞察力的表现。

原文第11条"病人身大热，反欲得衣者，热在皮肤，寒在骨髓也；身大寒，反不欲近衣者，寒在皮肤，热在骨髓也"。此为根据患者喜恶来判断寒热之真假。

原文第75条"未持脉时，病人手叉自冒心，师因教试令咳，而不咳者，此必两耳聋无闻也。所以然者，以重发汗，虚故如此"。从表现"手叉自冒心",反映由于发汗太过,损伤心阳,心寄窍于耳,心虚故耳无闻。此为从症状推其病位病机所在。

少阴病篇第282条"少阴病,欲吐不吐,心烦,但欲寐。五六日自利而渴者,属少阴也。虚故引水自救。若小便色白者,少阴病形悉具。小便色白者,以下焦虚有寒,不能制水,故令色白也"。又"自利不渴者,属太阴"。故282条所述病证病位在少阴,证属虚证,而少阴虚衰有伤阳寒化、伤阴热化之别。进一步探究,根据小便色白,辨为虚寒证,至此辨证确立。

又324条"少阴病,饮食入口则吐,心中温温欲吐,复不能吐。始得之,手足寒,脉弦迟者,此胸中实,不可下也,当吐之。若膈上有寒饮,干呕者,不可吐也,当温之,宜四逆汤"。前者之吐烦,脉必弦迟有力,无但欲寐,为胸中痰湿阻滞所致;后者之吐烦,定有但欲寐,且脉微细,为少阴病阳虚寒饮内生所致,一实一虚,一攻一补。尤其少阴病寒饮之吐,病症表现在上,而病位病根在下,故宜四逆汤温肾阳,治其下。这是从整体观探究病机的结果。

还有阴盛格阳、阴盛戴阳证,以及"除中",均是在病情较危重时出现的一种真寒假热、真虚假实,临床尤当辨识清楚,否则"一逆尚引日,再逆促命期"。第281条"少阴之为病,脉微细,但欲寐也",临床要善于见微知著,把握时机,方能立于不败。原文第323条"少阴病,脉沉者,急温之,宜四逆汤",非一定洞察力,莫能至此境地。

4. 融会

仲景在"原序"中写道:"感往昔之沦丧,伤横夭之莫救,乃勤求古训,博采众方,撰用《素问》《九卷》《八十一难》《阴阳大论》《胎胪药录》,并《平脉辨证》,为《伤寒杂病论》合十六卷。"

仲景之学秉岐黄之道,其方书又承伊尹《汤液》之法。学贯古今,博采众长,故成就了《伤寒论》作为汉之前临床医学的巅峰之作。如《内经》之阴阳学说在《伤寒论》中运用较多,或概括病机,如第337条"凡厥者,阴阳气不相顺接,便为厥";或病证分类,如第7条"病有发热恶寒者,发于阳也;无热恶寒者,发于阴也";或为治法大要,如第58条"凡病,若发汗,若吐,若下,若亡血、亡津液,阴阳自和者,必自愈";或表病机与脉象,如第12条"太阳中风,阳浮而阴弱,阳浮者,热自发,阴弱者,汗自出",第274条"太阴中风,四肢烦疼,脉阳微阴涩而长者,为欲愈"。

而今,学习经典一定要善于融会贯通,方能吸纳前人成果,站在巨人肩膀上,而有新的建树。《伤寒论》详于寒而略于温,而温病学继承了《伤寒论》外感病理论,并发扬光大,补充了相关理法方药,完善了三焦与卫气营血辨证体系。而寒温统一,必将构建完整的外感病辨治新体系。

《伤寒论》与《金匮要略》,均出自于《伤寒杂病论》一体之作,也是仲景之本意,外感与内伤不分家。由于历史的原因,后为宋代分别刊行而为两部经典。然而,从临床实际出发,外感病与内伤杂病常共生共存;且方证相互通用,所论详略有别，临证当互为补充。六经辨证离不开脏腑经络辨证，为所有辨证体系之基础，且具有脏腑经络辨证之雏形，反映了疾病由表而里，由寒化热，再由热转寒，由实转虚，由轻转重的纵向发展过程。因而具有普遍的指导价值。而《金匮要略》强调了杂病辨治方法，以类相论，尤重鉴别诊断。

《内经》作为中医"大基础"概念，是中医理论之根和源，从预防、保健到治疗、康复，提出了大法和准则。

学仲景，学《伤寒论》，更须问仲景治学之道。四大经典，是中医学发展史上的里程碑。《内经》问世，代表着中医理论体系的完成；《伤寒论》《金匮要略》问世，代表着中医学由"理"到"治"的飞跃；温病学说形成，标志着中医外感病辨证体系的完成；还有金元四大家，以及各家学说……学术思想争鸣，学术流派形成。汲古纳今，学术传承，不断超越，代有新人，是仲景之道，也是中医学术发展之道。

5. 变通

随着时空的移行，任何学问均显露出一定的局限性。不变是相对的，变是永恒的。

从《伤寒论》看到了临床辨治的四种模式：一是方证对应，如"某某方主之"，证、治、效高度吻合；二是主方加减，如小青龙汤、小柴胡汤、四逆散、通脉四逆汤、理中丸、真武汤、枳实栀子豉汤，均体现了主证不变，随症加减之思路；三是合方运用，如桂枝麻黄各半汤、桂枝二麻黄一汤、桂枝二越婢一汤及柴胡桂枝汤等；四是"方元"衍化，如由桂枝甘草汤、桂枝甘草龙骨牡蛎汤，到桂枝去芍药加蜀漆牡蛎龙骨救逆汤，均在温补心阳之桂枝甘草汤基础上，随着心悸、烦躁、惊狂之症情演变，方药随之调整，以更加贴近病机，方证对应，临床也显示出一定规律性。

在治法方面，对于阴阳两虚证，仲景有三种处理思路：一是扶阳以固阴，如桂枝加附子汤治疗阳虚漏汗症；二是先扶阳，后养阴，如"先予甘草干姜汤"治肢厥，"后予芍药甘草汤"治脚挛急；三是阴阳双补，如芍药甘草附子汤、炙甘草汤等。

表里同病，有四种处理原则。一是表证急，先表后里，如桃核承气汤证兼表者；二是里证急，先里后表，如抵当汤证兼表者；三是病势较缓，表里之证相当，则表里双解，如太少两感之麻黄细辛附子汤证、麻黄附子甘草汤证，太阴兼表之桂枝人参汤证，少阳兼太阳之柴胡桂枝汤证；四是扶正以祛邪，所谓"虚人外感建其中"，用小建中汤治疗"伤寒二三日，心中悸而烦者"。具体变通方法则取决于临证者之中医理论根底与经验积累，也取决于对治疗艺术与技巧的把握。

《伤寒论》的精髓在于"辨""变""活"三字。其对原文及方证的理解与掌握是学习的初级阶段，有学者称之为学习《伤寒论》的显价值；跳出《伤寒论》，善读无字之处，则是学习《伤寒论》潜价值的方法。我们学《伤寒论》，若将其方证作为案例来研读，视其为仲景临证模式与思路的示范，并循其思路轨迹进行演绎与拓展，将是临床有效的学习方法。

6. 制控

医学是最复杂的科学。上工治未病，不用药的医生才是最好的医生。是药三分毒，药可以治病，也可以致病。故任何方药有其适应证，必有其禁忌证。

《伤寒论》中方药禁例值得重视。如桂枝汤为《伤寒论》第一方，在外调营卫，解肌发汗，在里补气血，调阴阳。用以治疗太阳中风表虚证，以及杂病中营卫不和自汗症。但有四个禁忌证——"其气上冲者，可与桂枝汤，方用前法。若不上冲者，不可与之""若酒客病，不可与桂枝汤""凡服桂枝汤吐者，其后必吐脓血也""若其人脉浮紧，发热汗不出者，不可与之也"。

麻黄汤为辛温发汗，宣肺平喘之方，主治伤寒表实证，但有九个禁忌证：如咽喉干燥者、淋家、疮家、汗家、衄家、亡血家、胃中冷者、尺中脉微、尺中脉迟者。

小柴胡汤对于脾虚寒饮者不宜服之。栀子豉汤对于"病人旧微溏者，不可与服之"。

仲景没有回避中药的毒副作用，在《伤寒论》中有大量原文描述，如麻黄汤之"衄血"、桂枝汤服后"反烦不解"、小柴胡汤服后出现"战汗"等。关键是方证对应，紧扣病机，因势利导，化害为利，避害趋利，时时刻刻以维护患者健康为己任。

7. 预测

从时空分析，疾病发生、发展和变化是有规律可循并可预测的。医者最大的优势是熟悉疾病发展转化进程，并对其施行早期干预，阻止发展，以获取最大的社会效益。

有关理念，在《伤寒论》中运用得淋漓尽致。如太阳病辨证纲要中，原文第4、第5、第8条，特别提出"辨太阳病传变与否"，并指出"太阳病，头痛至七日以上自愈者，以行其经尽故也。若作再经者，针足阳明，使经不传则愈"；第10条"风家，表解而不了了者，十二日愈"；第37条"太阳病，十日以去，脉浮细而嗜卧者，外已解也"。尤其对疾病提前干预，是其预测力最好的体现。如太阴病之治疗，提出"以其脏有寒故也，当温之，宜服四逆辈"，而非理中汤。由于肾和脾分别为先、后天之本，肾阳虚必然导致脾阳不足，而脾阳虚将进一步发展为肾阳虚。四逆汤用干姜、附子，脾肾双补，补火以生土，且从源头上解决脾阳虚问题。

小柴胡汤为少阳病代表方，方中人参、甘草、大枣同用，寓意深刻。一是扶正以祛邪，解决"往来寒热，休作有时"，正气不足，难与邪一战到底之困境；二是阻止病邪内传太阴，"见肝之病，知肝传脾，当先实脾"。

"少阴病，脉沉者，急温之，宜四逆汤"，在少阴病尚未出现典型危候"手足厥逆，下利清谷，脉微欲绝"之前，见微知著，提前干预，运用扶阳法阻止病情进一步恶化。

关于厥阴病之预后，通过观察患者四肢厥逆与发热时间长短之比较来判断；服小承气汤转矢气，以对大承气汤证进行判断；服黄芩汤对"除中"进行判断，均为后人提供了宝贵的临床经验。

其预测方法，还包括六经病欲解时，仲景或从脏腑相关、经络相贯，或从五行生克，或运用运气理论，"夫天布五行，以运万类，人禀五常，以有五脏，经络府俞，阴阳会通，玄冥幽微，变化难极，自非才高识妙，岂能探其理致哉！"从天、地、人"大宇宙"中进行探索，对疾病进行预测和预防，也是仲景治病一大特色。

8. 结合

特指当今医院之现实，临床模式几乎均是"中西医结合"，从诊断标准到治疗方案，中医与西医比肩。为节约资源，防止过度治疗，减少副作用，宜对西药进行中医药性归类探讨，以避免重复用药。如激素类类似于中医温阳剂，抗生素类似于中医清热剂，维生素及支持疗法类似于中医补法，手术、放疗、化疗类似于中医攻法。在中、西药合用过程中，尽量减少同类药相加，并在中医理论指导下进行整体设计。如肿瘤患者，已上了放疗、化疗与手术疗法，则中医治疗重心不应在清热解毒，而应放在扶正固本、减少西药对人体的毒副作用上。

另一结合的概念，是综合治疗，包括针药同用、灸药并举。刺法偏泻，灸法偏补。对于病位在经，或病证较急者常合用之。《伤寒论》中有二十余条原文讨论此方法运用。如第117条之奔豚病治疗"灸其核上各一壮，与桂枝加桂汤更加桂二两也"，第95条"初服桂枝汤，反烦不解者，先刺风池、风府，却与桂枝汤则愈"。

9. 善后

《伤寒论》各方证后有调护内容。如原文第12条在桂枝汤调护法中，强调中病即止，药后戒口"禁生冷、黏滑、肉面、奶酪、臭恶等物"，以防止脾胃受伤，影响药物吸收和疾病康复。第338条蛔厥证，服乌梅丸的注意事项"禁生冷、滑物、臭食等",防止蛔虫扰动,加重病情。

而"阴阳易差后劳复篇",更是直击疾病的康复问题,是临床治疗过程中不可或缺的重要组成部分。余热未清者用枳实栀子豉汤;复发热者,或汗,或下,或和解;下焦湿热者用牡蛎泽泻散;中寒饮停用理中丸;余热未清,气阴损伤者用竹叶石膏汤;日暮微烦兼食滞者,"损谷则愈"。并非一味用补,仍强调辨证施治,重在调理,通补、清补结合。结合"阴阳易"病,及第398条"脾胃气尚弱,不能消谷",可以看出,仲景调护重心仍是围绕顾护先天之本——肾与后天之本——脾展开,值得借鉴。

《伤寒论》既是一本"活人书",也是一部最经典的临床"教科学",辨证论治的原则与方法贯穿于中,辨证过程与思路无一不揽,既传术,又载道。正如张仲景"原序"所言:"虽未能尽愈诸病,庶可以见病知源。若能寻余所集,思过半矣。"

运用经典获得疗效,临证思路是关键。尤其需"念思求经旨,以演其所思"。

近年来,随着"经典""经方"大受青睐之佳境的到来,从探求理论到解决实际问题,又从临床回归经典,探求经旨之奥,从而形成共识、共享、共用,成为当今学经典务实之举。由此,将临床有效案例进一步从思路上还原,将其理法方药一一剖析探挖,将临证过程之重点、要点、难点细节化,将更利于经验知识的传承和推广。

在出版社观涛主任指导下,与深圳宝安中医院糖尿病重点专科曾纪斌主任团队合作,将本人指导下诊治的部分案例进行整理,对患者进行随访,并定期举办案例讨论会,由团队一线主诊医师和研究生执笔整理，经过案例宣读讨论，最后由刘煜洲博士汇编统稿而成本书。实乃名副其实的临床经典示范教学，教学互动，教学相长。

书名虽为"六经辨证医案"，然书中案例并非每个案例完全符合归六经所属，是为六经辨证以及方证活法运用之变。如案例中糖尿病足患者用到的阳和汤，此方为外科阴疽治疗之名方，但实寓麻桂剂之用，麻桂姜与熟地黄、鹿角胶、白芥子合用，补阴阳，化痰结，散寒凝，通阳气，与案例病机匹配。芍药甘草汤证出现于《伤寒论》太阳病篇变证之阴阳两虚证中阴虚证，虽已离太阳之表，仲景将其归于坏病（或杂病）范畴，个人观点一是结合脏腑辨证之意，同时根据药物归经所属而列，或可归列于厥阴病肝阴虚证。相类的如甘草干姜汤归列于太阴病本证。

"经方头，时方尾，单方验方一熔炉"为当今经典运用之共识。仲景之书距今 1800 年有余，时空、时代在变，社会、环境在变，疾病谱、人们的体质在变，中药生长条件与品质也在变，其不变的则是中医辨证论治思维！国医大师邓铁涛老早在 2009 年 12 月即提出中医药科学发展观："四大经典是根，各家学说是本，临床实践是生命线，仁心仁术乃医之灵魂，发掘宝库与新技术革命相结合是自主创新的在大方向。"这是对当今中医学术传承创新的最有力诠释。

疗效就是话语权！是书共采集了 30 个有效案例。内容分为"诊断现场""辨证论治""思辨解惑"三部分。其中"诊断现场""辨证论治"还原运用六经辨证论治的过程、思路、方法与疗效，"思辨解惑"则从病证诊断鉴别、治法用方、用药用量、煎服调护诸细节上进行互动，以期对师承个性化经验获得了解和分享。本人才疏识浅，学术不精，期盼各位同道厚爱并赐教，心谢！

深圳宝安中医院糖尿病重点专科是我们团队——广州中医药大学第一临床医学院内分泌糖尿病国家重点专科联盟单位，有缘与曾纪斌主任相识相知！尤其有幸多次受朱美玲院长、刘红瑛局长邀请赴宝安中医院交流授课，并合作成功举办第七届国际经方班，给予国家重点学科——中医临床基础团队大力支持和厚爱！在此深表敬意和谢忱！

李赛美

2019 年 1 月 28 日小年子夜

目　录

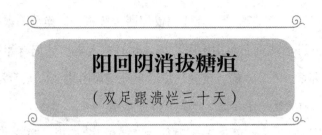

阳回阴消拔糖疽
（双足跟溃烂三十天）

诊断现场

患者陈某，女，67岁，于2017年7月10日初诊。

患者有消渴病病史15年，2月前因行走时不慎刮伤致双足跟部皮肤破溃，溃疡面积约30mm×30mm，可见渗液流脓，局部疼痛，夜间加重，甚则疼痛难忍，影响睡眠，肢体麻木，视物稍模糊，食纳一般，大便2～3天一解，质硬难解，小便一般，色淡，夜尿1～2次。

外院给予控制血糖，局部外敷换药及抗感染治疗后，足跟部皮肤破溃症状未见缓解反愈加严重，且夜间患处及足关节疼痛明显，难以入眠，后求诊于某中医治疗，给予清热利湿、活血通络药物治疗，并配合患处"生肌膏"外敷，每日1次，破溃处仍不能愈合。

症见：倦怠乏力，轻微口干，偶见泡沫尿，双足跟部出现皮肤破溃，可见渗液流脓，脓液清稀，局部疼痛，夜间为甚，肢体麻木，视物模糊，畏寒，纳一般，眠差，大便2～3天一解，质硬难解。舌质淡红，舌苔薄白，脉沉促。

辨证论治

【学生甲】本例患者患有消渴病合并足部溃疡，当属中医"筋疽""消渴脱疽"等范畴。治疗之初仅用西医抗感染、换药而未能奏效，待皮肤破溃日渐加重而转用中医治法，此时患者破溃处仍有渗液流脓，考虑热象明显，关节疼痛，夜间加重，辨证瘀血阻络，应无不妥，予以清热利湿活血之法当能奏效，为何仍不见收效？

【教授】对于中医"消渴病"合并"脱疽""筋疽"等病，是消渴病病程日久，五脏气血阴阳俱损，经脉肌肤失养，日久化热，灼伤肌肤和（或）感受外邪或外伤致气血瘀滞、痰浊阻滞、热毒积聚、肉腐骨枯，历来各医家对本病的辨证分型尚未统一，但对本病基本病机却有着高度的共识。

正虚不外乎阴阳气血亏损，邪实不外乎寒、湿、热、毒、瘀、痰。众医家亦多从这些方面入手进行辨证论治。该病初期之时溃疡未形成，通常为瘀血阻于经脉，治当活血化瘀；当溃疡已成，局部出现灼热、渗液渗脓，多属湿热毒盛，此时治多给予清热解毒，活血利湿之法。之前中医师亦是采取此法辨证治之，但效果欠佳，皆因患者皮肤破溃已久，且消渴病日久，久病必虚，病程迁延，正邪相争，正气衰败不足以抗邪，单使用清热利湿、活血通络之法未能托毒外出，故收效甚微。

现患者倦怠乏力，口干，皮肤破溃迁延不愈，脓液清稀，关节疼痛，舌淡、苔薄白，脉沉，均为阳虚不足以抗邪之象，此邪应为寒邪。

此借王洪绪治疗"阴疽"之寒邪凝聚肌腠形成有形之邪为患，只能消散，不能补托之义，其病机为"阴痰阻隔气血，郁滞经络"，中药当以"温阳补血，散寒通滞"为法，治以"阳和汤"：

炮姜10g，肉桂6g，甘草片6g，麻黄6g，熟地黄20g，鹿角霜10g，火麻仁30g，白芥子10g。

5剂，水煎服。并继续配合生肌活血药物每日外用。

服药后，患者诉倦怠、夜间患处及足关节疼痛等症状减轻，患处脓液减少渗出，仍有大便干结。

予中药守原方基础上加大黄、肉苁蓉以治之：

炮姜 10g，肉桂 6g，甘草片 6g，麻黄 6g，熟地黄 20g，鹿角霜 10g，火麻仁 30g，白芥子 10g，酒苁蓉 10g，大黄 5g。

经上方 30 剂后，患者左足跟破溃处愈合，右足跟破溃处较前明显减小，创口干洁无渗液，患者患处及关节疼痛症状有所减轻，大便仍干燥。

原方再加减"芍药甘草汤"治疗，上方 10 剂，诸症皆除，足部破溃处愈合。（患者治疗前后照片对比可见书后"附录"）

思辨解惑

【学生甲】阳和汤出自《外科证治全生集》，主治阴疽，有温阳补血、散寒通滞之效，但阳和汤中有麻黄，《伤寒论》中在论述峻汗禁例时提到："疮家虽身疼痛，不可发汗，汗出则痉。"就字面的理解，阴疽患者应当归属于仲师所言"疮家"范畴，那为什么阳和汤中用到麻黄等具有辛温发汗功效的药物？

【教授】阳和汤出自清代王洪绪，全方共 7 味药组成，具有温阳补血、散寒通滞之功，该方的使用关键在于抓住"阳虚寒凝"这一病机。

本例患者消渴日久，阴损及阳，阳虚寒凝，疮口难愈，耗伤营血，阴血亏虚，就诊时即可见"阳虚寒凝"之证候表现，此时使用"阳和汤"治疗对证，因而疗效显著。

但值得注意的是，该方使用麻黄非取麻黄辛温发汗之效，而是重在散寒通滞，引阳达卫。此外，方中重用熟地黄、鹿角胶等滋补阴血津液之品，一定程度上可制麻黄辛温伤津之性，且该方中麻黄量少且久煎，其发汗解表之力弱，不会出现"疮家"大量发汗后阴液亏虚，肌肉失养，发作为痉的现象。

在这里我们可以看到，阳和汤一定程度上突破了张仲景的用方思路，这种突破一是建立在对于阴疽患者阳虚寒凝这一核心病机的把握，同时也建立在该方严谨且巧妙配伍之上。方中一方面重用熟地黄温补营血，鹿角胶补肾助阳，从而能够达到阴阳双补、扶正祛邪之功，另一方面，麻黄辛温达卫，散寒通滞，桂枝温经通营，姜炭温中散寒止血，三药结合可引阳气由营到卫，通行周身，还可宣通熟地黄、鹿角胶滋补之滞。此外方中白芥子可达皮里膜外，温化寒痰，甘草清热解毒，协和诸药。该方攻补兼施，扶正祛邪，正好解阴疽患者阴阳俱虚，营血不足，寒凝血瘀之弊。

临床上我们使用阳和汤可适当调整药物比例，同时可根据患者兼夹证候适当加减，但加减裁量必须根据原方配伍之意，我使用该方时大多以原方居多，收效甚佳。

【学生乙】阳和汤中重用熟地黄为君药，这其中有什么技巧吗？

【教授】熟地黄为生地黄九蒸九晒而成，是生地黄用黄酒等辅料蒸晒炮制而成。我们看到《伤寒论》记载炙甘草汤的煎服法时就要求水酒各半，我平时用炙甘草汤的时候，考虑患者加酒煎颇有不便，我一般就是直接改用熟地黄治疗。西医学也有实验表明，酒煎有利于生地黄有效成分的提取，熟地黄用酒炮制，我觉得也是酒对生地黄有效成分的提取。张仲景《伤寒论》的用方里面有两个是需要用酒的，一个就是炙甘草汤，另一个是当归四逆加吴茱萸生姜汤。我认为熟地黄既然是生地黄酒制，因而熟地黄的补血补阴作用要比生地黄来得更强。

同时很多人会质疑大量使用熟地黄会不会太过滋腻，这个问题一方面我在前面讲过，阳和汤在使用熟地黄的同时还配合姜桂麻，防止熟地黄过分滋腻。此外我们还要看到熟地黄通壅之效，比如之前经方班刘方柏教授就讲过，我自己临床上也使用过的补下启中之法，就是治疗水肿或鼓胀患者时重用熟地黄，有时候用量甚至大到120g。

【学生丙】阳和汤中用肉桂温阳散寒，温通血脉，桂枝亦有通阳散寒、温通经脉之效，使用上两者有何区别？

【教授】肉桂和桂枝同为樟科乔木肉桂树的产物，肉桂为桂树的老皮，而桂枝仅取其带木质的嫩枝。二者均味辛、甘，均有助阳散寒、温经通脉、止痛的功效，但也因两者入药部位不同，功效不尽相同。正如李东垣言：气之薄者，桂枝也，气之厚者，肉桂也。气薄则发泄，桂枝上行而发表，气厚则发热，肉桂下行而补肾。阳和汤取肉桂、姜炭药性辛热，均入血分，温阳散寒，温通血脉，为该方臣药。本患者患处在下肢，关节疼痛之寒痹亦考虑在下焦，肾主骨，温补肾阳、散寒凝可收效更佳。但桂枝偏于走表达肢，患者阳虚寒凝，阳不达表，故见疮口难收，因而此处若用桂枝，我觉得亦无不妥。

当然现代很多学者都认为《伤寒论》里的桂枝应当为肉桂，因为仲景关于桂枝汤条文中明确记载"桂枝"要去皮使用，而如果是现在我们所用的桂枝，是肉桂树的嫩枝，完全不需要去皮，所以很多医家在使用《伤寒论》中含"桂枝"的方子的时候直接改用肉桂。

【学生甲】患者治疗后期疮口已明显减少，但仍有关节疼痛，教授加减"芍药甘草汤"治疗，是为了加强止痛的作用吗？

【教授】芍药甘草汤主治营阴不足、肝脾不和，症见脘腹诸痛，四肢挛急等。在这里使用芍药甘草汤主要出于两方面考虑，一方面是缓解患者疼痛症状，另一方面是通便，而且主要是为了通便。在就诊之前患者一直存在大便干结，并且在我们使用火麻仁、肉苁蓉等药物后效果不佳，我们使用阳和汤温阳散寒，这时候如果大便干结，就很容易寒邪化热，所以必须得保证大便通畅。《素问·五脏别论》曰："魄门亦为五脏使。"说明魄门的启闭依赖于五脏的调节，废物的排泄与五脏均有关系。其中肝的疏泄与否与排便有很大关系。肝气失疏、肝郁化火均对大便有所影响。芍药柔肝，且有酸甘养阴之效，柔肝则不易化火，使其肝气疏泄，阴液足，则肠胃自润，所以在此我加用"芍药甘草汤"治疗。

【学生乙】仲景方中多用炙甘草，阳和汤中使用生甘草，如何考虑？

【教授】我们通常认为炙甘草健脾补中，生甘草清热解毒。阳和汤使用生甘草，其实已寓有清热解毒之义。《伤寒论》里除了治疗咽痛用生甘草外，其他都是使用炙甘草。《伤寒论》中只有两个方使用生甘草，就是治疗少阴客热咽痛的"甘草汤"和"桔梗汤"，两方中甘草生用均取其解毒之效。所以我们观后世之方，再回到《伤寒论》里看，仍能发现其借鉴仲景的痕迹。

我们查阅文献可以看到现代医家将阳和汤广泛使用在外伤、骨关节病、呼吸道疾病、皮肤病等多种疾病中，均取得很好的效果。在这些疾病的运用中我们也能得到一些启发，除了辨证阳虚寒凝之外，还可以考虑到阳和汤之通阳达表的效用，呼吸道疾病、颈腰椎病、皮肤病等病位多有涉及太阳膀胱经及表证，这是后世医家对阳和汤治疗病种上的拓展，为这些疾病的治疗提供了新的思路。

（黄寅鎏）

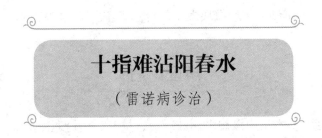

十指难沾阳春水

（雷诺病诊治）

诊断现场

患者王某，女，47岁，教师，因"反复双上肢手指遇冷颜色改变伴酸胀不适2年"于2015年12月15日就诊。

患者2年前无明显诱因出现双上肢手指遇冷后手指部皮肤变白，继而青紫、紫红，痛而兼痒，逐渐加重。发作时每起于手指末端，逐渐扩至整个手掌，伴手指红肿酸胀、瘙痒疼痛难忍。触碰金属物品如地铁扶手等或从冰箱取物、洗冷水、运动时吹冷风均可诱发，每次发作时间由数分钟至半个小时不等，温敷可缓解，缓解后手指活动灵活，皮肤颜色如常。冬季易作，夏季稍缓。

患者数次至多家大型三甲医院就诊，曾行风湿免疫相关检查，未见明显异常，诊断为"雷诺病"。先后予周围血管扩张剂及局部治疗后症状无明显缓解，反复发作。

患者无奈只能手套不离身，两手不可沾水，秋冬季节无法运动及进行家务劳动，万分困扰。

刻下：双侧上肢手指冰冷透甲，遇冷后手指皮肤变白，进而转为青紫，酸胀痒痛，伴稍畏寒，无汗，颈项僵痛。全身皮肤瘙痒间作，局部见散在白色斑丘疹；腰冷痛，命门处尤甚，双膝冰凉，面色萎黄，无心悸、盗汗；因夜间皮肤瘙痒而眠差，纳可，二便正常。舌紫暗，稍胖大，苔白，脉沉细。月经血块多，色暗，痛经，经期较长，10～12天。

辨证论治

【学生甲】本案中该患者四肢厥冷，畏寒，病情遇冷加重，辨证当属寒厥，但《伤寒论》中有血虚寒厥之当归四逆汤证和阳虚寒厥之四逆汤证，那么如何辨别该患者为血虚还是阳虚？

【教授】《伤寒论》中血虚寒厥和阳虚寒厥之辨别首先看脉象：一个是"脉细欲绝"，一个是"脉微欲绝"。成无己在《注解伤寒论》中就有提到"脉细欲绝者，阴血内弱，脉行不利，与当归四逆汤助阳生阴也"。脉细主血虚，细脉萦萦血气衰，与阳气虚表现出的微脉不一样。

具体到这位患者，我认为患者首重血虚，第一，看年龄，该患者为围绝经期女性，《素问·上古天真论》提到："女子……七七，任脉虚，太冲脉衰少，天癸竭……"所患疾病多与肝肾、气血不足有密切关系。第二，患者的职业是一名老师，我本人也是老师，我就特别能体会老师日常工作任务是十分繁重和辛苦的，在与我交谈时，患者谈吐间略显焦虑，思虑过重则伤脾，患者面色萎黄，就为脾虚气血化生不足之象。再者，患者痛经，月经有瘀块，说明血虚寒凝不仅在四肢，也在胞络。通常生育后女性痛经较少，这位患者仍有痛经，是为病伏血分，与厥阴肝有关。年龄、职业、病症结合，如此看来，已然是血虚寒凝的当归四逆汤证。

首诊予当归四逆汤合葛根汤加减：

当归15g，细辛10g，通草10g，熟附片10g（先煎），茯苓30g，白术15g，淫羊藿15g，春砂仁6g（后下），桂枝10g，白芍10g，赤芍10g，生姜10g，大枣10g，炙甘草6g，葛根60g，炙麻黄10g。

7剂，水煎服。

二诊：患者双上肢遇冷皮肤瘙痒明显好转，虽有皮肤苍白，但无肿胀，双手指尖冰冷，白色丘疹消退，稍有汗出，仍感腰部冷痛，夜晚难眠。本次月经血块较前减少，无痛经，6天干净。眠差梦多，大便溏，小便调。舌淡紫，质润，薄白苔，脉沉细。

予当归四逆汤合附子理中汤加减：

当归15g，桂枝15g，赤芍20g，细辛10g，炙甘草6g，通草10g，枸杞15g，菟丝子15g，补骨脂15g，淫羊藿15g，茯苓30g，白术15g，干姜10g，柴胡10g，黄芩10g，熟附片10g（先煎）。

10剂，水煎服。

三诊：时值冬季，服药后患者诉可以冷水洗菜、洗衣服，双手掌未见明显泛白、肿胀，手心及尺部皮肤仍略有瘙痒，现少有腰部冷痛，二便可。舌胖大，淡暗，边有齿痕。再以继服7剂以作巩固，电话随访2年，未再复发。

思辨解惑

【学生乙】对于疾病的不同阶段、病邪的不同层次应该如何把握？

【教授】方证是一个固化、静态、整体的东西，我们通过研习《伤寒论》，了解不同经证演变发展的规律，可以知道疾病的过去与未来，退可推理，进可预测，这就是六经辨证的魅力。

以本案为例，本案的治疗先从厥阴、少阴、太阳切入，温厥阴血虚之肝寒，通太阳全身之经脉，固少阴命门之火。宏观来看，第一诊的方子除了当归四逆汤，同样含有麻黄附子细辛汤之意，肾阳不足，表里同病，脉沉。"少阴病，始得之，反发热，脉沉者，麻黄附子细辛汤主之。"亦有真武汤之意，阳虚恶水，局部肿胀，肢节沉痛，为水饮也。此外还有葛根汤，通阳达表，因为足太阳膀胱经行于人体背部，背为阳，此外背部还有督脉运行，督脉为阳脉之海，总督一身之阳经，助阳化阴。

服用第一方后，患者症状得到较大的改善，手指肿胀消退，原本无汗，现稍有汗出，腰痛，冬夜眠差，大便溏，舌润，脉沉细，苔白。此时应固本，治从三阴。太阴脾运化、少阴肾温煦、厥阴肝调达，二诊的方中除了当归四逆汤和理中汤外，还有四逆汤、肾四味等方点缀其中，同时此时开始温中健脾，也遵循仲景"见肝之病，知肝传脾，当先实脾"之意。

此外，围绝经期的患者多有肝肾不足，阴损及阳，出现阴阳失调，但基本上是以调整三阴为主。本案以当归四逆汤为基础，考虑到年龄、病程、职业不同，六经的阴阳也各有偏颇。当然临床上患者疾病不会固定在某一经，往往以复合的、兼杂的病症为主，表里同病、虚实夹杂、寒热错杂多见。通常应先表后里，开表应固护正气，不能发汗太过耗伤阴血津液，后期固里不能温煦太过化热，应反佐一些凉药，这是细节。本案治疗总体原则就是急则治标、缓则治本，本在于肝、脾、肾。治疗由标到本，由表达里，四肢厥逆的问题就迎刃而解。

【学生丙】现代许多中医大家治疗雷诺病多认为是瘀血痹阻，注重于活血祛瘀的方法，本案治疗中未重用传统意义上活血化瘀药，老师如何考虑？本证与论治血痹的黄芪桂枝五物汤证如何鉴别？

【教授】其实方中也有活血化瘀的药物，比如赤芍。赤芍就有活血的作用，但患者以血虚寒凝为关键病机，当归四逆汤就是桂枝汤去生姜，加上当归、通草、细辛，其中君药当归补血通脉，配以桂枝、细辛、通草通阳散寒，同时当归四逆汤原方中大枣的用量最多，体现了保胃气、补津液的思想。传统的活血化瘀药多性味辛散，并不适宜在此时大量使用，此外很多通络活血之力较强的虫类药本身就是异体蛋白，在患者有自身免疫性疾病的背景下，我认为虫类药使用应谨慎，稍不注意可能引起患者免疫系统紊乱，出现过敏反应，反而进一步加重病情。再者患者的瘀象不突出，脉行也不涩。治病还是应强调整体观，整体阴阳平衡，其他症状自然可以缓解。

"手足厥寒，脉细欲绝者，当归四逆汤主之。"当归四逆汤论治血虚寒凝所致厥证，与血痹是不一样的。痹是以麻木为主，表现为肌肤麻木不仁，带疼痛感，为素体营卫气血不足，风寒入侵血分、血行阻滞的反映，病位应在太阴。黄芪桂枝五物汤由桂枝汤去甘草，倍生姜，加黄芪组成，有补益气血、温通卫阳、散寒除痹的作用。而当归四逆汤证的厥是冷，血虚脉道不充，寒凝则脉行不利，四肢末失于温养，苍白、厥冷，遇冷加重，病在厥阴。

【学生丁】可否请老师进一步说明首诊从太阳入手用葛根汤的意义？

【教授】《伤寒论》太阳病提纲证就言明："太阳病，脉浮，头项强痛而恶寒。"太阳病典型的脉证，有恶寒发热脉浮的症状，但该患者仅有无汗、颈项僵痛。为何想到开太阳之表？其实这跟我最近几年的学习有关。我曾在国际经方班与上海中医药大学吴中平教授交流观点。吴中平教授主攻经方方药的实验研究。我们学过《伤寒论》都知道，麻黄连翘赤小豆汤在《伤寒论》里是用于瘀热发黄的早期，病邪在表的黄疸轻证。但他认为，这个方应该用于重症肝炎的治疗，因为这个方抗炎效果特别好，他在这方面做了很多实验。他同时也认为我们的很多解表药，比如麻、桂都有很好的类似非甾体药物抗炎作用，这些都给了我很多启发。

太阴中风证中四肢烦疼，用桂枝汤，是为太阴表证。表证何在？太阴病的表证并没有"头项强痛而恶寒"，而是脾阳不足，复感风寒，四肢烦疼。脾主四肢，四肢相对脏腑而言在外，当属表。痒者，风也，同样病位在表。本患者的病症在手，而且无汗，宜葛根汤，如有汗，当用桂枝加葛根汤。

【学生戊】老师第二方柴芩搭配，可否理解为患者本有气血不足、气血虚寒，运行不畅，通过少阳的生发机理，在补益气血的基础上，使得气血更能达到所能滋养的部位？

【教授】这样理解非常好！少阳主枢机，三焦通达，气血津液输布有序。加入柴芩，另有考虑是第二方从三阴论治，一派温阳药，容易化热。肝藏血，喜调达，肝阳不能升达，郁而引动相火，故理应保持肝气畅通。前方开表，阳气通达，无须有此考量。

我们看《伤寒论》中吴茱萸汤，仲景对于厥阴阳虚的治疗非常重视吴茱萸、生姜同用，吴茱萸、生姜下沉，附子、干姜升散，对于厥阴肝气不利，如果升散太过，容易引动相火。当归四逆加吴茱萸生姜汤走血分，治疗浊阴上逆，无论病在本脏，或者是脾阳不足导致胃阳不足，或是少阴阳虚导致胃阳不足，表现都是干呕、吐涎沫，均为气机上逆所致，此时吴茱萸生姜汤降逆止呕，也考虑到厥阴肝气的特质，升提不能太过。但乌梅丸是特例，其中醋乌梅酸性收引，限制了人参、附子、干姜升提的作用。

【学生戊】老师喜用砂仁与淫羊藿相配伍，是何用意？

【教授】砂仁辛温，归脾、胃、肾经。《本草纲目》记载："砂仁润肾燥，醒脾调胃，引诸药归属丹田，有引阳的作用。"又曰："淫羊藿味甘气香，性温不寒，能益精气。真阳不足者宜之。"砂仁同补肾助阳之淫羊藿同用，能取其达下之力，尤其益其温阳之性，以兔阳气耗散；兼有运脾，和中调气，降胃阴，达脾阳而化火，如合用养阴滋补药物，防止滋腻伤脾。

（谢韶妍）

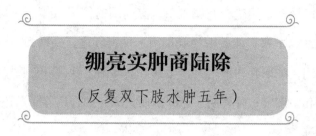

绷亮实肿商陆除

（反复双下肢水肿五年）

诊断现场

患者唐某，男，86岁，于2017年5月12日就诊。

患者既往有2型糖尿病病史8年，无糖尿病肾病。5年前无明显诱因出现双下肢水肿，按之凹陷不易恢复，皮肤绷急光亮，无颜面部水肿。患者数次至外院就诊，诊断为"肝硬化、低蛋白血症"，予补充蛋白、利尿等处理后，水肿均能消退。患者上述症状反复发作。

1月前，患者无明显诱因再次出现双下肢水肿，外院予加强利尿、补充蛋白等处理后症状未缓解。后求诊于中医，予温阳利水类方剂治疗后，水肿仍未缓解。入住我科后先予真武汤，治疗效果不佳。

症见：双下肢（膝、胫、足跗）水肿，按之较硬，晨起为重，局部肤温较高，有瘀斑，无颜面部水肿。平素怕冷明显，口干口苦，不欲饮水，无头晕头痛，无咳嗽咳痰，无胸闷心悸，无气短，无腹胀腹痛，纳眠尚可，小便色黄，量少，尿后余沥不尽，无尿急、尿痛，大便黏腻不爽。舌红，苔黄腻，有裂纹，脉沉弦滑。

辨证论治

【学生甲】患者年老，平素怕冷明显，疾病之本当为脾肾阳虚，予真武汤等温阳利水剂治疗应无不妥，为何不见效？

【教授】通过学习《伤寒论》，我们可以知道治疗水肿可以有很多切入点，除了我们中医内科学传统意义上的肺、脾、肾三脏，《伤寒论》中还从肝、三焦、少阳胆、太阳膀胱论治水肿。真武汤主要从少阴肾入手，功在温阳利水，是临床上治疗阳虚水泛型水肿的常用方剂。但其实从本案患者水肿的特点来看，它不是单纯肾阳虚的水肿，这里面有一个辨局部和辨整体的问题。患者虽然病久，年岁较长，平素畏寒，但患者水肿处按之较硬，而并非脾肾阳虚水肿按之如泥，且肿处皮肤色红、发热，加上患者舌红、苔黄腻、脉沉弦滑，可知患者是湿热造成的实肿，而非真武汤脾肾阳虚造成的虚肿。

当然这里面还有一个问题：患者到底是阳水还是阴水？患者腰部以下水肿，《金匮要略》里面讲到"腰以下水肿为阴水，腰以上为阳水"，按这种讲法当属阴水。但《伤寒论》中 395 条有云："大病瘥后，从腰以下有水气者，牡蛎泽泻散主之。"两者似乎有些矛盾，关于这一点钱天来有云："大病后，若气虚则头面浮肿；脾虚则胸腹胀满。此因大病之后，下焦之气化失常，湿热壅滞，膀胱不泻。水性下流，故但从腰以下水气壅积，膝胫足跗皆肿重也。以未犯中上二焦，中气未虚，为有余之邪，脉必沉数有力。故但用排决之法，牡蛎泽泻散主之。"因而我们结合患者舌苔脉象和水肿特点来看，患者水肿应为阳水实肿。

牡蛎泽泻散原文仅说明大病瘥后，腰以下有水气，故须以方测证探讨其证候虚实。从药物组成来看，牡蛎泽泻散多为攻伐之品，以方测证，则所治之水气为实肿。

总之，患者为湿热实肿，所以这种情况下用温阳利水之真武并不合适，治当清热利湿，泄水逐饮。当然鉴于该患者复杂情况，这里我给两个处方：处方一用牡蛎泽泻散合柴胡桂枝干姜汤加减，处方二用四逆散合理中汤加减，两方交替服用。同时拟一个食疗方，嘱患者多食用泥鳅或者鲫鱼豆腐汤。

处方一：

生牡蛎 20g（先煎），泽泻 30g，海藻 10g，葶苈子 15g，商陆 6g，天花粉 15g，炙甘草 6g，柴胡 10g，黄芩 10g，桂枝 10g，干姜 10g，黄芪 30g，防己 10g。

7 剂，水煎服。

处方二：

柴胡 10g，枳壳 10g，赤芍 20g，炙甘草 6g，党参 30g，茯苓 20g，白术 15g，薏苡仁 30g，鳖甲 20g，当归 15g，干姜 10g，淫羊藿 15g，玉米须 30g。

5 剂，水煎服。

2017 年 5 月 26 日二诊：患者双下肢凹陷性水肿较前明显消退，大便偏黏，小便量较前增多。舌淡胖嫩，苔薄黄，脉沉弦。方一守原方基础上加大商陆量至 10g，黄芪加量至 45g。处方二：守原方不变。

2017 年 6 月 25 号三诊：患者双下肢水肿基本消退，皮肤瘀斑颜色变浅，夜间稍感口干，喜温饮，二便正常。守上述两方不变。

后记：患者服用上述中药共 30 剂后，水肿完全消退，电话随访，近 3 月未再发。

思辨解惑

【学生甲】一诊中为何两方交替服用？

【教授】这同我刚刚讲到的局部辨证和整体辨证有关系，我们刚刚分析了患者为实肿，而非虚肿。但患者有没有虚寒之象？答案是有的！

患者年老体弱，病程日久，本就应是偏虚寒为主，之前医家也恰恰看到这一点，因而给患者用了真武汤。只不过患者局部湿热水肿明显，单用温补效果不佳且极易出现热化，我认为患者局部的湿热水肿病并不代表疾病的本质，而是疾病转化及治疗过程中的一个阶段。而牡蛎泽泻散偏于攻伐，易伤阳气，因而需要一个偏补的方和它搭配。

此外，我们之前提到过《伤寒论》治水之法的多面性，两个方中我除了牡蛎泽泻散之外，还合了柴胡桂枝干姜汤、四逆散、理中汤。我们逐一来分析。

柴胡桂枝干姜汤本身就是用于少阳太阴兼水饮之方，我们治疗水肿通常会从三阴证去考虑，常常忘了少阳，而少阳是人体枢机，枢机不利，水饮自成。从经络角度来看，少阳除了我们念兹在兹的足少阳胆之外，还有我们经常忽略的手少阳三焦。三焦主决渎，通调水道，因而少阳也是很好的治水切入点，通过调达枢机、调畅气机、通利三焦，从而达到通调水道的作用。

用四逆散是因为患者除了糖尿病还有肝硬化病史，而肝病与瘀血相关，肝掌、蜘蛛痣等均为瘀血的微观表现。肝藏血，因此用四逆散走厥阴，贯穿整个治疗过程，因为考虑到患者有肝病，与瘀血相关，且病久入络，因此活血化瘀在疾病治疗中亦很重要，所以处方二中的四逆散易白芍为赤芍，化瘀力更强。方中还用了鳖甲取其软坚散结之效。

理中汤则多从太阴脾论治，脾主运化，脾阳不足运化无力，生成水湿痰饮之邪。脾为生痰之源嘛！此外患者还有低蛋白血症，蛋白从中医来看就属于我们所说的水谷精微，因而蛋白低主要还是要靠补脾来提高。何况患者有肝病病史，西医的肝大体和中医的肝相合，只不过中医的"肝"包含的功能和意义更为广泛，张师在《金匮要略》里讲过"见肝之病，当知肝传脾，当先实脾"。所以要用理中汤达到健脾祛湿的效果。

两方合用通常有两种情况：一种就是患者需要攻补兼施、寒热同调；一种就是患者病情比较复杂，涉及脏腑较多。这时候就可以分两步走，就是两方隔天交替服用，或者分时间段服用，比如一方服用 5 天，再服用二方 5 天。这个患者恰好同时符合这两点：一方面患者整体虚寒和局部湿热水肿相结合，一方面患者水肿涉及多个脏腑，所以我在这个患者身上两方交替使用。

【学生乙】牡蛎泽泻散在临床上运用较少，老师何以想到运用此方？

【教授】牡蛎泽泻散在临床上的确运用比较少，因为此方偏于攻伐，里面还有几味毒性较大的中药，很多医者不敢使用。

我第一次用是在广州中医药大学一附院的内分泌科病房，当时那个患者也是双下肢水肿很严重，且一直使用利尿剂无效。患者住院前水肿治疗了 2 年还是无效，住院后基本上把治疗水肿的方子都试过了，但效果都比较差。我当时去看患者，发现这个患者的水肿特点就是水肿处皮肤按之较硬，很绷紧的感觉，我就想到这是实证水肿的表现，当时我们也没办法了，就死马当活马医，尝试使用了牡蛎泽泻散。患者服用此方后，水肿很快就消退，让我印象非常深刻。所以这一次使用这个方子，并非是凭空想到的，而是看到本案患者的症状，联想起之前的案例有感而用的。

这里我想说的是方中尽管有几味毒性较大的药，但使用得当还是可以发挥很好的作用。我们这里特别用了商陆，商陆苦寒，入肺、脾、肾经，通便行水，有大毒，因此从安全角度来考虑，我们刚开始使用商陆非常谨慎，只使用 6g。《伤寒论》里张师使用散剂，白饮和服方寸匕，剂量也是很小的，但换算过来商陆的量应该为 10g。我们教研室彭万年教授曾经和我说过，商陆用 10g 在临床上是没有问题的。因此我们一开始因经验不足使用的剂量较小，发现治疗有效且没有出现什么副作用后才加量使用，并且在加大商陆量的同时，我也加大了黄芪的用量，达到攻补兼施的目的，攻下而不至于伤正气，有固本之意。

还有一个药是蜀漆，因为医院没有这个药，方子里便没有使用。之前我一度以为蜀漆这个药临床上已经不用了，但是后来去新加坡参加经方班会议，姚梅龄教授和我说蜀漆在四川有，他使用过，消肿效果很好，而且没有什么毒性。再回顾一下《伤寒论》，张仲景就有很多使用蜀漆的地方，比如龙骨牡蛎救逆汤。因此我想蜀漆这个药也应该是可以在临床上大胆使用的。

【学生丙】一方方义如何理解？

【教授】《本经疏证》曰："下病者上取，上病者下取，牡蛎泽泻散治腰以下水气不行，必先使葶苈子、商陆从肺及肾开其来源之壅，而后牡蛎、海藻之软坚，蜀漆、泽泻之开泄，方能得力。用栝楼根者，恐行水之气过驶，有伤上焦之阴，仍使之从脾吸阴，还归于上。"陈蔚说："牡蛎、海藻生于水，故能行水，亦咸以软坚义也。葶苈子利肺气，而导水之源，商陆攻水积，而疏水之流，泽泻一茎而上，栝楼生而蔓延，二物皆引水液而上升，可生而后降也。蜀漆乃常山之苗，自内而出外，自阴而出阳，所以引诸药而达于病所。"

方中葶苈子辛、苦、大寒，泻肺降气，利水消肿。《本草经疏》：葶苈，为手太阴经正药，故仲景泻肺汤用之，入手阳明、足太阳经。肺属金，主皮毛，膀胱主水，藏津液，肺气壅塞则膀胱与焉，譬之上窍闭则下窍不通，为积聚，下窍不通，则水湿泛溢为喘满、为肿胀，种种之病生矣。辛能散，苦能泄，大寒沉阴能下行逐水。咸味涌泄，牡蛎、海藻之咸以泄水气。《神农本草经》谓海藻能下"十二经水肿"。《本草纲目》：牡蛎，化痰软坚，清热除湿。患者有肝硬化病史，牡蛎、海藻二者合用，既可软坚散结，又可除湿利水，还能活血化瘀。

处方一中还含有柴胡桂枝干姜汤，其为治疗少阳枢机不利、水饮内结的病证。患者有小便不利，口渴而不呕，因此可合用柴胡桂枝干姜汤治疗疾病进程中水饮与邪热郁结于里的情况。此外，柴胡桂枝干姜汤有天花粉，该药甘寒生津，以滋水之源，使水肿去而津不伤，防止过用逐水之剂伤阴。

【学生乙】伤寒论中牡蛎泽泻散条文后写到"小便利，止后服"。为何二诊小便已经通了，后面还加量服用了20剂？

【教授】《伤寒论》里牡蛎泽泻散是做成散剂的，散者散也，有散水气的意思，此方用散不宜用汤，以商陆水煮即能致毒。因其性甚烈，不可多服，故曰"小便利，止后服"。现在临床中大多使用汤剂，患者也便于接受。我们这里虽使用了汤剂，但前期商陆用量很少，待患者没有副作用后才开始加量到方子原本的剂量。何况我们也并非单纯攻下，还有第二方扶正。此外患者二诊的时候，小便虽然利了，但肿仍未消，所以我认为小便利是饮邪祛除的正常临床反应。因此患者一直坚持服用完30剂，水肿也消得比较理想，而且也没发现什么不良反应。这也可以作为一种经验告诉其他医者，虽然张师在《伤寒论》里面讲"小便利，止后服"，但在实际应用过程中，需要根据每个患者的不同情况来分析使用，牡蛎泽泻散并非想象中那么可怕。当然这里面我们要及时和患者及家属做好沟通，这位患者能够取得这么好的疗效，也和家属的配合和悉心调护分不开。

（刘婉文）

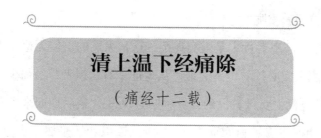

清上温下经痛除

（痛经十二载）

诊断现场

患者陈某，女，35岁，公务员，于2015年11月20日初诊。

患者于12年前无明显诱因开始出现经期腹痛，以少腹隐痛为主，无放射牵引痛，经热敷后稍可缓解。3年前育1女孩后，经行腹痛加剧，少腹疼痛难忍，甚至需大哭一场方可缓解，且伴月经稀少。患者曾于外院就诊，行妇科彩超提示子宫息肉。

症见：患者面色偏红润，时自汗出，汗出以头面部油润为主，经行少腹疼痛剧烈，疼痛无向他处放射，大哭一场或服止痛药后稍可缓解，伴月经稀少，月经量少色淡，质地清稀，平素月经欠规律，常推后1～2周以上，经行7～10天干净，其纳食正常，睡眠欠佳，凌晨三点易醒，醒后难再入睡，偶伴心悸发作，面色偏红润，但肢冷畏寒，夏日不耐空调。大便偏干，1～2日一行，小便清长，夜尿1～2次/晚。舌质淡红，苔白，边有齿印，脉弦。

辨证论治

【学生甲】从总体上看，该患者属于虚实夹杂，从发病过程看是因虚致实，从刻下伴发症状又像是因实致虚，请问到底该如何辨是虚是实及两者的孰轻孰重呢?

【教授】该患者肯定是虚实夹杂,这是无疑的。但无论过去情况如何,当下之虚实必须看刻下之证。从现证来看,患者月经稀少,并且月经后期,《傅青主女科》提到月经后期时说过:"盖后期而来少,血寒而不足;后期而来多,血寒而有余。"所以该患者还是属于虚重于实的,且是阳虚血寒。但患者又有面红、心悸等热象,属于寒热虚实错杂。因而该患者是厥阴病之上热下寒证,当用乌梅丸。乌梅丸证出自《伤寒论》厥阴病篇,全文第338条:"伤寒,脉微而厥,至七八日肤冷,其人躁,无暂安时者,此为脏厥,非蛔厥也。蛔厥者,其人当吐蛔。今病者静,而复时烦者,此为脏寒。蛔上入其膈,故烦,须臾复止;得食而呕又烦者,蛔闻食臭出,其人常自吐蛔。蛔厥者,乌梅丸主之。又主久利。"

方用乌梅丸加减,处方如下:

乌梅(醋泡)15g,蜀椒3g,白术15g,细辛3g,红参10g(另炖),黄连6g,桂枝10g,黄柏10g,熟附片10g(先煎),当归10g,干姜10g,山药30g。

7剂,水煎服,日1剂,每剂煎2次。

乌梅先醋泡一夜,煎煮时熟附片先煎30分钟,红参另炖,加乌梅及余药物,并加一小撮粳米同煎,煎好后加入红参水,适温蜜调服饮。

二诊:患者服上药后经行腹痛明显减轻,可以忍受,月经量仍稀少,睡眠好转,但见排卵期出血,并有血块,予原方基础加减,处方如下:

乌梅(醋泡)10g,蜀椒5g,白术15g,细辛6g,红参10g(另炖),黄连6g,桂枝10g,黄柏10g,熟附片10g(先煎),当归15g,干姜10g,山药30g,蜂蜜50g,阿胶10g(烊化)。

5剂，煎服法同前。

后记：患者后自行间断继服中药4次，共20剂，1年后确认怀孕，育1男孩。

思辨解惑

【学生甲】教授可否再分析一下该患者的病机和辨证思路？

【教授】本病证属下元虚寒、上焦热郁之厥阴证。《医宗金鉴》云："厥阴者，阴尽阳生之脏，与少阳为表里者也。邪至其经，从阴化寒，从阳化热，故其为病阴阳错杂，寒热混淆也。"厥阴肝木胎于肾水而孕育心火，下为水，上为火，一脏而具水火之性，故容易寒热夹杂。此外，肝主疏泄，调畅气机，协同脾胃运化之功。若邪入厥阴，一方面气郁化火犯胃而为上热，一方面肝气横逆乘脾，土不制水则水气泛滥而为下寒，形成上热下寒之寒热错杂证。木土相争，则气必逆，故而作疼。治法必须以舒肝气为主，而益之以补肾，滋水涵木，肝气安而逆气自顺，疼痛自除哉！故从厥阴论治为其法也。乌梅丸作为厥阴病主方，组方精妙，寒热并用，温清并举，阴阳并调，攻补兼施，患者既为上热下寒，当以乌梅丸主之。

【学生乙】用治寒热错杂的方不少，乌梅丸条文的主治里也没有提到治疗痛经或月经稀少，请问为什么会选用乌梅丸治疗该患者？

【教授】该患者虽没有乌梅丸证典型的蛔厥或久利，但患者还是有一系列厥阴病寒热错杂证的证候。首先患者眠差，每天凌晨三点醒来，而这段时间正好是丑时之末，《伤寒论》厥阴病篇提到"厥阴病，欲解时，从丑至卯上"，丑时恰是厥阴肝经经气将尽之时，患者夜晚醒来就是患者厥阴脏中寒，欲解而不能解的缘故。再者患者疼痛部位在少腹，正是足厥阴肝经循行的部位。患者下元虚寒，故经行少腹疼痛而热敷后缓解，厥阴经中寒，故四肢逆冷，不耐空调。又患者平时面色偏红，故知其上焦郁热，即上焦阳气相对偏盛，因同类相聚，故下焦之阳气便不能沉潜，故气上冲心而心悸时作，而下焦则元阳相对不足，形成虚寒。这一切都指明了该患者属于厥阴病之上热下寒证，故用乌梅丸无疑。

【学生丙】二诊患者症状好转，仍守乌梅丸，但减少了君药乌梅的用量，增加了蜀椒、细辛的用量，并加用了一味阿胶，这其中道理何在？

【教授】患者腹痛稍减，肝木气舒，故减乌梅之用量，但月经仍稀少，可知虚寒仍为深痼，故增蜀椒之量以温经，增细辛之量以通行诸窍，使得经水得通，并加用阿胶以养血调经，也是滋水涵木之理。

【学生丁】为何患者既往的痛经可以通过痛哭来缓解？

【教授】《傅青主女科·行经后少腹疼痛》：妇人有少腹疼于行经之后者，人以为气血之虚也，谁知是肾气之涸乎？夫经水者，乃天一之真水也，满则溢而虚则闭，亦其常耳，何以虚能作疼哉？盖肾水一虚则水不能生木，而肝木必克脾土，木土相争，则气必逆，故而作疼。故治法必以舒肝气为主。患者痛经多在月经开始来之后出现，且患者职业为公务员，痛经也是在刚开始参加工作时始发，可见平素压力较大，情志不舒，疏泄不畅，故而肝气郁结，横逆犯脾，肝木乘土则气逆作疼，故须大哭一场，即可宣泄痛楚，也能舒展肝气，因此哭后痛可缓解。

【学生戊】教授曾经提到乌梅丸中如果没有粳米，可以用淮山药代替，道理何在？

【教授】我们可以翻看《名医别录》中关于粳米和山药的记载：粳米味甘，苦，平，无毒；主益气，止烦，止泄。薯蓣平，无毒；主治头面游风、风头、眼眩，下气，止腰痛，补虚劳、羸瘦，充五脏，除烦热，强阴。我们可以看到粳米在方中的作用是益气、止烦、止泻（乌梅丸亦主久利），山药也可以除烦、补虚劳、充五脏，两者有相似的功效，而且都可以助运脾气，故可替用。

【学生己】乌梅用之前为何要醋泡？

【教授】乌梅在《神农本草经》中的记载：梅实味酸，平，主下气，除热烦满，安心，肢体痛，偏枯不仁，死肌，去青黑痣，恶疾。《名医别录》云：梅实无毒，止下痢，好唾，口干。唐本注云：梅实，利筋脉，去痹。而关于醋的本草记载，《证类本草》云：醋，破血运，除癥块坚积，消食，杀恶毒，破结气，心中酸水，痰饮。多食损筋骨。然药中用之，当取二三年米酢良。《日华子本草》云：醋，治产后妇人并伤及金疮血运，下气，除烦，破癥结。治妇人心痛，助诸药力。

乌梅在方中除收敛肝气的作用之外，可除烦下气、安心、止口干渴、通利筋脉、利四肢、去痹，还可止下痢，故为厥阴病上热下寒证的君药，而醋能破结气癥结，利血运，可以协调乌梅的作用，且醋可助其药力发挥，故乌梅丸中的乌梅需要醋泡以增其功效，并且应当选用的是陈米醋。

【学生庚】厥阴病之寒热错杂证主要有乌梅丸证、干姜黄芩黄连人参汤证、麻黄升麻汤证，三证如何鉴别？

【教授】乌梅丸证是寒热错杂证中的一个代表性方证。仲景原文中既强调了此证患者上热下寒，又强调了与蛔虫的关系。原文一开始讲到"伤寒，脉微而厥，至七八日肤冷，其人躁，无暂安时者，此为脏厥，非蛔厥也"，对比性提出脏厥与蛔厥。脏厥往往从少阴危重证发展而来，继续进展则出现真脏虚衰，走向厥阴。之后开始阐述蛔厥，其特点是患者具有吐蛔病史，并有四肢厥逆，其厥逆受蛔虫扰动而呈阵发性，与脏厥的持续性厥逆是不同的，脏厥可呈现整个身体冰凉。此文接着指出蛔厥证的方药是乌梅丸，原文最后提出乌梅丸"又主久利"，故知乌梅丸可治3个病证：提纲证所讲伴有四肢厥逆等的上热下寒证；蛔厥证；寒热错杂之久利。不管是哪种病证，病程都较长，而呈现一种复杂的寒热错杂、虚实夹杂的状态。

干姜黄芩黄连人参汤证，是上热下寒相互格拒的寒格证，仍然是寒热错杂，属于脾寒胃热。患者的表现主要是呕吐，同时腹泻，但此处的腹泻是源于本来就有的少阴病，而现症主要是呕吐。一般辨呕吐的寒热虚实，若食物是入口即吐，呕吐剧烈，往往火热证较多；若食物吃了隔一段时间之后才吐，甚至朝食暮吐，暮食朝吐，则寒证虚证较多。所以本证中，上热指呕吐，下寒则指下利。干姜黄芩黄连人参汤方中，干姜配人参相当于半个理中汤，温补中焦之寒；黄芩、黄连乃苦寒之品，可清上焦之热。总而言之，虽是寒温并用，但方中寒凉药较多，以寒为主，故其治疗应以热呕为主。也有人用此方治疗急性胃肠炎，或是一些食物中毒，病程较长，余热还在，但脾胃已虚的情况。

麻黄升麻汤证也是上热下寒证，这个方用得最少，在杂志里也很难找到这个方的验案。应该说方子的组成比较复杂，病机也比较不容易理解。首先，方名为麻黄升麻汤，麻黄、升麻两味药主要强调辛散祛邪；其次，方中含有白虎汤之意，石膏、知母清胃热，黄芩清肺热，热在肺和胃；针对吐脓血的症状再加玉竹、当归、芍药、天冬等，养血活血排脓；针对中焦虚寒再加苓桂术甘汤和干姜。若按照药味脏腑的归属来理解，就较容易记忆：因为中寒，患者有下利，泄利不止，故用苓桂术甘汤加干姜，也可看作理中汤加桂枝；上热是肺胃有热，严重可以出现咳吐脓血，这个是由于太阳病误下所致，所以方中体现出升阳举陷之意。既然邪是因误下而传里，自然要反其道而提之，仍用开表的方法，故用麻黄、升麻，一方面升阳举陷，一方面强调辛散祛邪。因为此证是太阳病误下而来，所以治疗应有逆流挽舟之意，邪由表入，亦使之由表而出，而此方也有一定的发汗作用。所以大家如果遇到咳吐脓血，上有热，中焦脾胃又有寒，应先考虑麻黄升麻汤。

（陈瑞斌）

迁延十年终得眠

（不寐十年，耳鸣一周）

诊断现场

患者曹某，女性，42岁，因"反复失眠10年，伴耳鸣1周"于2017年8月28日初诊。

患者10年前因工作精神压力大，开始出现失眠，表现为入睡困难，多梦，易醒，晨起神疲、乏力、头晕。曾至多家医院就诊，予中西医治疗后症状无明显缓解。近10年反复发作，平素以自行调节情绪为主，未长期服用安眠药。偶有右侧耳鸣，声小，持续数分钟自行消失，曾至外院五官科就诊，排除颈椎病及五官科实质性病变。1周前患者劳累后开始出现双侧耳鸣耳胀，如有蒙蔽感，听力下降，呈进行性加重，以右侧为重，情绪焦虑，遂来诊。

刻下：面色少华，情绪焦虑，眠差，表现为入睡困难，多梦，易醒，醒后疲倦，头昏，双侧耳鸣耳胀，如有蒙蔽感，影响听力，以右侧为重。平素时有心悸、胸闷，劳累及失眠后可诱发和加重。时有右侧肩颈不适，僵硬酸痛，手臂偶有麻木。时有眼睛干涩。平素月经周期规律，月经量偏多，有血块，色暗，质稠。纳欠佳，饮食无味，大便正常，小便清长，夜尿2～3次/晚。舌淡胖嫩，苔薄黄，边有齿痕，脉沉弦。

辨证论治

【学生甲】本例患者迁延失治，诸证繁杂，如何抓主要病机？

【教授】不寐的病机的确相当复杂，其根本病机在于外邪侵袭、情志失常、饮食不节、体虚劳倦等原因所致心神失摄而成不寐。

该患者失眠是情志失常引起，而精神压力大、劳倦是长期失眠的重要原因。对于情志失常，肝气郁滞贯穿发病过程的患者，在临床上我多选用柴胡剂。对于该患者选用小柴胡汤加减，主要原因是患者长期失眠，情绪烦躁焦虑，多有肝郁气滞，郁久化火。小柴胡汤出自《伤寒论》，其病因病机为：邪入少阳，胆火内郁，枢机不利。其病机相合。此外也应考虑到患者当前为耳鸣耳胀所苦，从《伤寒论》原文 264 条可知："少阳中风，两耳无所闻，目赤，胸中满而烦者，不可吐下，吐下则悸而惊。"少阳中风是指少阳感受风邪。风性为阳，而少阳主火，故少阳中风症状表现出风动火炎，循经上扰，可见口苦，咽干，目眩，两耳无所闻，胸中满而烦等。刚好与此患者症状相合。

此外，结合患者年龄，阳明脉衰是重要病机。根据《素问·上古天真论》曰："女子，五七，阳明脉衰，面始焦，发始堕。六七，三阳脉衰于上，面皆焦，发始白。"加上长期肝郁气滞，日久乘脾，脾虚症状明显，故见纳欠佳，饮食无味症状。阳明脉衰，气血生化不足，脏腑经络失养，故见心悸、头昏、肢麻。脾胃虚弱，痰湿内生，故见胖大舌、齿痕舌。治疗时多加补气生血、健脾益胃之品。至于月经量多，夹血块，与肝脾有关。肝郁气滞犯脾，脾虚致气虚，气滞气虚致血瘀，气虚失统摄，血瘀使新血不得归经，致月经过多。故选用《金匮要略》当归芍药散。当归芍药散在《金匮要略》中原文为"妇人腹中诸疾痛，当归芍药散主之"。由当归、芍药、茯苓、白术、泽泻、川芎组成，以方测证，可知本方病因病机为：肝郁脾虚，血瘀湿滞。与本例患者病机相合。

方拟"小柴胡汤合当归芍药散合麻黄附子细辛汤"，处方如下：

柴胡 10g，黄芩 10g，生姜 10g，法半夏 10g，党参 30g，大枣 10g，当归 15g，炙甘草 6g，川芎 15g，赤芍 30g，茯苓 50g，泽泻 30g，白术 15g，细辛 10g，桂枝 10g，炙麻黄 10g，熟附片 10g（先煎），葱白 9 根（自备）。

5 剂，日 1 剂，水煎取汁 300mL，分 2 次温服。

二诊：9 月 5 日患者复诊，诉上方 4 剂后耳鸣耳胀症状消失，情绪改善，心悸头昏均好转。失眠稍改善，仍呈不易入睡，多梦易醒。颈肩酸痛不适及手臂麻木同前，眼睛干涩改善。纳可，大便正常，夜尿 2～3 次 / 晚，精神欠佳，舌淡胖嫩，苔薄白，边有齿印，脉沉弱。失眠病机总属阴虚阳亢，阳不入阴，阴阳不和。治疗以调和阴阳，重镇安神，养肝活血，健脾化湿为法。方拟"桂枝加龙骨牡蛎汤合当归芍药散"，处方如下：

桂枝 10g，大枣 10g，生姜 10g，生牡蛎 20g（先煎），茯苓 50g，泽泻 30g，赤芍 10g，生龙骨 20g（先煎），苍术 15g，当归 10g，川芎 10g，炙甘草 6g，葛根 60g，威灵仙 30g，远志 10g，春砂仁 6g（后下），胆南星 10g，淫羊藿 30g。

5 剂，日 1 剂，水煎取汁 300mL，分 2 次温服。

思辨解惑

【学生乙】不同中医家从不同角度理解不寐。从六经辨证，本例患者属于少阳经病变，治疗上以小柴胡汤加减；从脏腑辨证，本例患者属于肝郁化火兼心脾两虚，可以用龙胆泻肝汤合归脾汤化裁吗？

【教授】有一定道理。我常常鼓励学生，在临床上遇见的任何一种疾病要从不同角度思考，如脏腑辨证、气血津液辨证、六经辨证角度等。不同医者从不同辨证体系、不同病机认识疾病，其证不同，方也不同。

本例患者从脏腑辨证角度考虑，当属肝郁化火兼心脾两虚。①患者长期不寐，心情急躁，肝疏泄失职，肝气郁结则见胸闷；肝郁日久化火，肝火上炎可见头昏耳聋；火热伤津，则见目涩；肝火旺盛，肝不藏血，肝疏泄太过则见月经量多。②肝气日久乘脾，故见面色少华，纳欠佳，饮食无味等脾虚症状。脾虚气血生化不足，心气血阴阳亏虚，故见不能充养心神，故见心悸、头晕。阳明脉衰，痰湿内生，故见胖大舌、齿痕舌。不寐迁延日久，心主神明功能失常，则心神不安，患者出现失眠、多梦等症状。

张仲景在《伤寒论》中曾曰："观其脉证，知犯何逆，随证治之。"温病大师喻嘉言说过"有是证用是方"，可知"辨证论治"是中医临床的精粹。只要抓住主要的、根本的病机进行治疗，无论采用何种辨证方法，都可获效。

【学生丙】麻黄附子细辛汤功效为助阳解表，常用于素体阳虚外感风寒表证。但初诊时患者无表证，为何选用麻黄附子细辛汤？

【教授】该患者饱受耳鸣耳胀之苦，是正不胜邪、邪气留在体内的结果。邪气已存于体内，应赶快找到邪气出路，祛邪外出。给邪出路一定要顺势，顺势一定要遵"道"而行。耳鸣耳胀，病位在耳，为头为外，当属于表。《素问·至真要大论》有"其在皮者，汗而发之"，使邪气从外而解，故以麻黄附子细辛汤中麻黄解表祛邪，附子温阳鼓邪外出，细辛性善走窜，通彻表里。配合小柴胡汤合当归芍药散，内外兼调，则气血调和，耳鸣耳胀自消。

【学生丁】葱白临床少用，初诊用葱白道理何在？

【教授】葱白辛温，有发散解表，通阳散结之效。《本草经疏》有云："葱，辛能发散，能解肌，能通上下阳气。故外来怫郁诸证，悉皆主之……"该患者耳鸣耳胀，有蒙蔽感、情绪焦虑、入睡困难，根本原因就是肝气郁结，气郁导致阳郁，因而加入葱白沟通全身之阳气，通阳解郁。再者，用葱白也有白通汤的寓意。白通汤出自《伤寒论》314条："少阴病，下利，白通汤主之。"白通汤主治脾肾阳虚，阴盛阳绝之证，以葱白宣通上下阳气。从上可知，葱白辛润利窍，且可通气，可作用于耳络，使气顺血调，则耳鸣耳胀症状消失。

【学生戊】临床茯苓常用剂量为 10 ～ 30g，初诊重用茯苓 50g 是何考究？

【教授】考虑到患者年龄和症状，重用茯苓。患者有饮食无味、食少、心悸失眠症状，加上患者舌苔脉象均为脾虚水湿内生之象，故重用茯苓利水渗湿以健脾，且茯苓有宁心安神之效。《本草衍义》："茯苓茯神，行水之功多，益心脾不可阙也。"

【学生己】二诊患者已无耳鸣耳胀，主诉仅为不寐，为何选用桂枝汤？

【教授】在我看来，从伤寒六经辨证角度，不寐的基本病机就是营卫不和，阴阳失调。从《灵枢》可知："阴阳相贯，如环无端……营卫之行不失其常，故昼精而夜寐……卫气昼日行于阳，夜半行于阴。阴者主夜，夜者卧……阳气尽，阴气盛，则目瞑；阴气尽，阳气盛，则寤矣。"《内经》认为生理情况下营卫二气有规律的运行，卫气昼行于阳，夜行于阴，行于阳则寤，行于阴则寐，从而产生正常睡眠周期。可知营卫二气参与睡眠调节。若邪气客于人体，则卫气奋起抗邪于外，不能入于阴分，故见不寐。

桂枝汤中以桂枝为君，解肌发表，外散风寒，又有芍药为臣，益营敛阴，调节营气与卫气不和。《金匮要略论注》中徐彬言："桂枝汤，表证得之，为解肌和营卫；内证得之，为化气调阴阳。"许多疾病在其病变过程中，多可出现营卫、气血、阴阳失调的病理状态，可选用桂枝汤调和营卫、气血、阴阳。该患者失眠为阴阳不和，颈肩酸痛、手臂麻木为气血不和，故选用桂枝汤。桂枝汤通过适当加减，可用于调理五脏气血阴阳。如桂枝汤倍芍药加饴糖之小建中汤，可调和肝脾阴阳气血，用于中焦虚寒，肝血不足，肝木乘脾之急腹痛；桂枝汤去白芍加人参、生地黄、麦冬、麻仁、阿胶之炙甘草汤，可调心之气血阴阳，用于心血虚、心阳虚之心悸等。

（高曼）

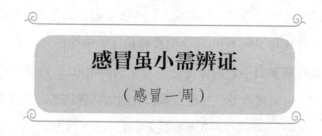

感冒虽小需辨证

（感冒一周）

诊断现场

患者男性，50岁，因"外感风寒1周"于2017年10月21日就诊。

患者7天前因气温突降，外淋秋雨，出现恶寒冷汗，无发热，鼻塞，流清涕，咳嗽气喘，伴有少许哮鸣音，咽痒，痰少，咳白色稀痰。因工作较忙，患者自取新康泰克、小柴胡冲剂口服，服后症状稍有缓解，但药效过后又复加重，第3天出现头痛，先为颠顶痛，后又头部双侧、太阳穴、颈部疼痛，疼痛难忍，渐进加重，又加服芬必得，也仅控制半天。大便偏黏，如厕难解，量少，小便清长，眠差。

患者有过敏性鼻炎和家族性哮喘病史。

刻下：患者神疲，恶寒无发热，冷汗淅淅，头晕头痛，以颠顶、双侧太阳穴及颈部胀痛不适为主，甚则双耳道胀痛，疼痛难忍。需服芬必得方可止痛，口苦咽干不欲饮，恶心，时有呕恶，咳嗽气喘，咳白色稀痰，纳稍差，大便如厕难解，质黏，量少，小便清长，眠差。舌质淡，苔白，舌根稍腻，脉浮缓。

辨证论治

【学生甲】外感风寒，在西医学均属于"感冒"的范畴，用药上几乎百病一致，而中医应当如何辨证论治？

【教授】感冒在西医学均是上呼吸道感染或流行性感冒。一般分为细菌感染和病毒感染，处理上主要以抗感染或抗病毒治疗。本例患者开始即按西医常规治疗，疗效不佳。而中医讲究辨证论治，感冒虽小更需辨证。历代医家对感冒病因的认识，不外乎六淫邪气和时行疫毒两条。《素问·骨空论》云："风从外入，令人振寒，汗出头痛，身重恶寒。"故六淫之中，又以风为主因。风为百病之长，风邪常兼夹不同季节当令之时气而为患。本例患者即为外感风寒，风寒外袭，卫外失职，则恶寒；风邪中于皮毛，腠理过疏，致营阴失守，故有冷汗淅淅；太阳主一身之表，其经脉循头下项，风寒外袭，经气不利，则有头痛；风寒犯表，肺气不利，则咳喘兼咯白色稀痰；脉浮主表，因汗出肌疏则见缓象；舌淡苔薄白也为风寒在表之象，舌根稍腻则为下焦有寒湿。

《伤寒论》40条云："伤寒表不解，心下有水气，干呕发热而咳，或渴，或利，或噎，或小便不利，少腹满，或喘者，小青龙汤主之。"41条亦可见："伤寒心下有水气，咳而微喘，发热不渴。服汤已渴者。此寒去欲解也。小青龙汤主之。"故治以外解表寒，内降水饮治法，方用小青龙汤加减：

麻黄10g，桂枝10g，白芍10g，细辛5g，半夏10g，香薷10g，豆蔻10g，五味子10g，杏仁5g，葛根45g，党参30g，薏苡仁30g，炙甘草6g，生姜3片。

2剂，日1剂，水煎服，每剂煎2次。第1剂头煎服用，患者头痛消除，无恶寒，精力好转，信心大增。继服2日，症状消除。

【学生乙】本例中患者并见太阳、少阳、太阴之证，古人有三阳合病，独取少阳一说，现何以不从少阳或太阴，而从太阳入手？

【教授】古人所讲三阳合病，是说邪在太阳、少阳、阳明之时，既有太阳表证的身热恶风，又有口苦咽干之少阳证，且加阳明燥热口渴之象，独以小柴胡和解少阳，与半表半里间祛邪，即可和三阳之邪。现患者仅见太阳、少阳之证，全然无阳明实热之征，反有太阴寒湿困脾之象，是以无法仅用和解之法治之，这也可以解释为何患者自服小柴胡颗粒取效不佳；而太阴之象不及太阳表证为急，宜遵循先表后里的原则，况所取方剂小青龙汤有表里同治之妙。

【学生丙】其治疗中加用了三仁汤，有何意义？

【教授】三仁汤是《温病条辨》的方子，它主治湿重于热的暑温夹湿证。杏仁、白豆蔻、薏苡仁有宣上、畅中、渗下之功，本案中患者既有表证，亦有湿浊困着之征，表现为纳差、大便黏而不爽等，故可加用三仁汤之意祛湿外出，此亦是考虑到岭南潮湿的自然地理环境，因地制宜地使用方药。此病案虽以经方治疗为主，但又不可只拘泥于经方，有时方证时亦可随证治之。

【学生丁】请老师再讲一讲小青龙汤和大青龙汤的特点。

【教授】小青龙汤前条已述，乃外寒内饮证之适应证，本方辛散与酸收并用，则散中有收；温化与敛肺相配，令开中有阖，故全方散邪而不伤正，敛肺而不留邪，是为表里同治之剂。大青龙汤出自仲景《伤寒论》38、39条，"太阳中风，脉浮紧，发热恶寒，身疼痛，不汗出而烦躁者，大青龙汤主之""伤寒脉浮缓，身不疼，但重，乍有轻时，无少阴证者，大青龙汤发之"。其组方为麻黄六两，桂枝二两，炙甘草二两，杏仁四十枚，生姜三两，大枣十枚，石膏如鸡子大。其方主治与小青龙汤相比，都有外感风寒的一面，然解表之力比以六两麻黄为君药之大青龙汤为强，故煎服法中有"汗出过多，温粉扑之。一服汗者，停后服"之说。大青龙汤兼有在里之郁热，表现为烦躁之征，故方中有石膏相伍，以清里热。全方寒温并用，表里同治，但重在解表，为发汗峻剂。

【学生戊】本方处方时也有桂枝加厚朴杏子汤之意，辨证时应如何考虑？

【教授】《伤寒论》原文18、43条提到桂枝加厚朴杏子汤，即"喘家作，桂枝加厚朴杏子佳""太阳病，下之微喘者，表未解故也，桂枝加厚朴杏子佳"。其中，18条指的是素有喘疾之人，复感太阳中风，新感引动宿疾而致喘疾复发，其证当在发热、汗出、头痛、脉浮缓等太阳中风证的基础上兼见气喘，是为风寒迫肺，肺气上逆所致；43条乃太阳表证，误用攻下之法，使得肺气上逆而出现气喘。桂枝加厚朴杏子汤以桂枝汤解肌祛风，调和营卫；厚朴下气消痰以定喘，杏仁宣肺降气平喘，合用有解肌祛风、降气平喘之效。此例病案中，患者有淅淅冷汗，恶寒不发热，故有桂枝汤之意，以调和营卫，使得表邪从肌表而解。方中还配伍少量的杏仁，《药性歌括四百味》中提到"杏仁温苦，风寒喘嗽。大肠气闭，便难切要"，在此使用可使邪气从肺卫而解。

【学生己】为何要将桂枝加厚朴杏子汤中的厚朴去掉？

【教授】《灵枢·本脏》曰："肺合大肠，大肠者，皮其应。"说明肺与大肠互为表里。《中藏经·论大肠虚实寒热生死逆顺脉证之法》也提及"大肠者，肺之腑也，为传送之司号，监仓之官。肺病不已，则传入大肠，手阳明是其经也，寒则泄，热则结"，说明肺病及肠，会出现腹泻或者便秘的症状。那相反地，大肠之病亦会影响肺脏功能。在此病例中，患者肺脏气机宣发失常，既有辛散苦降酸敛之品助其恢复正常气机，故可将厚朴去除。

【学生庚】本例方药中何以重用大剂量葛根？

【教授】葛根，味甘辛，性凉，归脾、胃、肺经。《本草经疏》谓："葛根，发散而升，风药之性也，故主诸痹。伤寒头痛兼项强腰脊痛，及遍身骨疼者。"患者有头痛之象，先为颠顶痛，后又头部双侧、太阳穴、颈部疼痛，疼痛较重，故以葛根通经活络，缓解其经气不利所造成的痛证。且其尚归脾胃经，配伍此药有鼓舞脾胃清阳，缓解湿气困阻胃肠之意。葛根在临床用药上又有野葛和粉葛的区别。野葛根多是自产自销，以湖南、河南等地为主，粉葛则产于两广地区，质量较佳，故临床上医家多用之。我本人多用葛根 30 ～ 90g，取效良好。另外还有一同源药物葛花，《名医别录》谓其可消酒，《本经逢源》云："葛花，能解酒毒，葛花解醒汤用之，必兼人参。"由此可见葛根在现代大有可用之处啊！

（王彩娣）

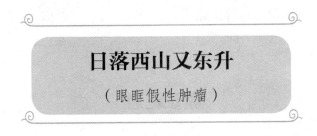

日落西山又东升
（眼眶假性肿瘤）

诊断现场

患者陈某，女性，40 岁，公司职员，2015 年 9 月 6 日初诊。

患者于 4 年前无明显诱因出现头晕头痛，头痛可痛至晕厥，逐渐出现双眼睑下垂、肿胀、水肿甚至球结膜充血，流泪，眼球突出，眼球活动障碍，无法自行睁眼，导致无法工作，生活难以自理，需由家人陪护。先后至北京协和医院、北京同仁医院、北京武警医院就诊，曾诊断为"肥厚性眼肌炎，视神经炎"，最后于北京武警医院确诊为"眼眶假瘤"，化疗 10 次后双眼睑下垂明显好转，无眼睑下垂，无流泪，无眼睑水肿，但遗留有斜视，脱发。化疗结束后 20 天，再次出现双眼睑下垂，双眼球无法自行上下左右移动，视物模糊不清，流泪，视野以下面为主，宛如"日落西山"。后赴上海某医院激素治疗，最大量为泼尼松片 60mg/d，上述症状无明显缓解，以后逐渐减量至每日 10mg 泼尼松片。5 个月前因行"直肠前突手术"治疗而停用激素，此后一直中药口服治疗。时有口腔溃疡发作。

刻下：双眼睑自然下垂，睁眼困难，双眼睑轻度浮肿，球结膜无充血，易流泪，视物不清，重影，无明显畏光，口燥咽干，时有口腔溃疡，偶有口苦，健忘，脱发，无头晕头痛，无发热畏寒，无腹胀，无皮下紫癜及瘀斑，偶有手足不温，纳可，眠差，夜卧不安，大便秘结，

2～3天一行，便干难解，无羊屎状。舌质红，苔白偏腻，舌根黄腻，脉弦。

辨证论治

　　患者既往有头晕头痛之表证，后出现眼睑下垂，眼珠向下，考虑为外邪入里，现出现里实热证：口燥咽干，口苦，便秘。因病程较长，考虑热与瘀互结，治疗以泄在里之瘀热为法。故以桃核承气汤加减主之。该方重于泄热，轻于化瘀。桃核承气汤出自《伤寒论》，第106条原文："太阳病不解，热结膀胱，其人如狂，血自下，下者愈。其外不解者，尚未可攻，当先解外。外解已，但少腹急结者，乃可攻之，宜桃核承气汤。"患者现无表证，便秘，乃可攻。方由桃仁、桂枝加调胃承气汤组成。然患者手足不温，考虑热郁于里而厥。《伤寒论》原文337条："凡厥者，阴阳气不相顺接，便为厥，厥者，手足逆冷者是也。"热邪亢盛，阳气被遏，不能通达于四末，则成热厥。该患者是气郁所致，郁而化热，阳郁不达。阳气郁遏，治当以开达疏散为法。厥阴肝气一开，气机出入畅通，则少阴阳郁开解而自然达郁四肢，厥逆自除。故加用四逆散。

　　一诊处方如下：

　　桃仁10g，桂枝10g，生大黄10g，芒硝10g（冲服），天花粉15g，肿节风10g，石见穿15g，生牡蛎30g（先煎），柴胡10g，黄芩10g，枳实15g，干姜10g，赤芍15g，薏苡仁30g，茯苓50g，炙甘草6g。

　　7剂，水煎服，日1剂，每剂煎2次。

　　后患者自行依照上方煎药续服。

　　二诊：患者服药后于2015年10月25日复诊，双眼睑肿胀较前有所好转，流泪较前有所减少，但眼球活动障碍仍存在，双眼睑仍下垂，斜视，视物模糊，仍口干口苦，喜饮冷水，纳可，眠差，入睡困难，夜里易醒，醒后难以入睡。小便调，排便困难，便后不爽。舌质红，边有齿痕，苔薄白，脉弦略细。

考虑患者现有太阳少阳阳明三阳合病，故予以桂枝汤合小柴胡汤合大承气汤加减。患者脉细，便后不爽，考虑有脾虚湿阻，不单纯热邪，故治疗上泄热后仍需健脾利湿。且邪气较盛，入里之邪，需要疏解少阳以祛邪。故拟以下二方：

方一

桂枝 10g，白芍 30g，生姜 10g，大枣 10g，柴胡 10g，黄芩 10g，法半夏 15g，党参 30g，枳实 15g，厚朴 15g，炙甘草 6g，芒硝 15g（冲服），莱菔子 30g，生大黄 15g（后下）。

2 剂，水煎服，日 1 剂，每剂煎 2 次，大便若仍不畅通则续服；大便通则暂停，改服用方二。

方二

柴胡 10g，黄芩 10g，生姜 10g，大枣 10g，党参 30g，法半夏 15g，炙甘草 6g，青葙子 10g，桂枝 10g，茯苓 50g，泽泻 30g，薏苡仁 30g，白芍 10g，炙麻黄 10g，白芥子 10g。

7 剂，水煎服，日 1 剂，每剂煎 2 次。

三诊：患者自行根据大便情况交替服用上述两方近 3 个月后，于 2016 年 1 月 10 日第三次就诊，双眼睑下垂已明显好转，眼球活动障碍有所好转，眼球能上下左右轻度移动，现脱发较前明显，时有口干，口臭，眠差，入睡后易醒。纳可，小便尚调，大便每日 1～3 次，每次排便不爽，里急后重感，舌质红，苔薄白，边有齿痕，脉细。

考虑患者现仍有太阳少阳阳明合病，且脱发较前明显，出现肾气亏虚的表现，治疗上加强补肾。故修改方药如下，且每方服用 3 剂，交替服用。

方一：

桂枝 10g，白芍 30g，生姜 10g，大枣 10g，柴胡 10g，黄芩 10g，党参 30g，法半夏 15g，枳实 15g，厚朴 15g，炙甘草 15g，芒硝 15g（冲服），蜜麻黄 6g，白芥子 10g，生大黄 10g（后下）。

3 剂，水煎服，日 1 剂，每剂煎 2 次。

方二：

柴胡 10g，枳实 15g，赤芍 30g，炙甘草 6g，党参 30g，黄芪 30g，茯苓 20g，生白术 50g，枸杞 15g，菟丝子 15g，补骨脂 15g，淫羊藿 30g，夏枯草 40g，青葙子 15g，王不留行 20g。

3 剂，水煎服，日 1 剂，每剂煎 2 次。

患者诊治近 4 个月前后双眼照片对比可参见书后"附录"。

治疗后随访 2 年，患者 1 年前已经可以正常工作、生活。

思辨解惑

【学生甲】患者热邪入里的症状明显，从何处看出患者有瘀，单纯病程长吗？同时患者就诊时一派热象，为何不用白虎汤而选用桃核承气汤加减？

【教授】这跟患者的病程是有关系的，考虑患者病程长，目疾时间久，病久入络。因为患者目疾不仅眼睑下垂，还有眼球不能转动，考虑不仅仅经脉失养，同时存在脉络不通。目系局部不通跟失荣两个因素并存，所以要活血化瘀。但首诊主方并不单纯活血化瘀，同时还有清热，考虑患者属于瘀热互结。该患者的热主要在肠，表现为大便不通。《素问·标本病传论》有云："小大不利治其标，小大利则治其本。"也就是说二便不利治其标。患者一派热象，要用清下法。患者眼睑下垂，考虑肺热叶焦所致痿症，"治痿独取阳明"，然该患者现状无白虎汤之身热、汗出、口渴或口大渴、烦躁、舌红少津苔黄、脉洪大或洪数等证，患者主要是以大便干结不通为主，所以患者病变部位不在胃，而在肠，当属大肠燥热，治疗当通腑泄热，故用承气汤类，而不用白虎汤。《伤寒论》第381条："伤寒哕而腹满，视其前后，知何部不利，利之即愈。"尤其在厥阴病中，病机复杂的情况下，先治其标，故先通腑泄热为主；还要兼顾患者瘀血阻滞，瘀热互结，综上所述，选用桃核承气汤加减。桃核承气汤不仅有行气破滞通下之功，还有很好的活血化瘀之效。

【学生乙】方中为何重用茯苓、白术等健脾之品，有何用意？

【教授】方中用茯苓、白术两味药，一方面用于健脾，目胞水肿为脾虚失运所致，与脾虚有关；另一方面主要用于利水消肿，茯苓利水渗湿，白术苦甘温燥，健脾培土而运化水湿，是仿五苓散之意，使小便通畅，脾胃运化正常，表里证得解，诸证自除。虽患者无典型的小便不利之症，但患者目胞水肿，通过利小便有助消肿，且助膀胱气化布达津液。患者双眼球无法自行上下左右移动，除了水湿为患之外，尚有经脉失养之因，以膀胱经失养为主。《素问·灵兰秘典论》有云："膀胱者，州都之官，津液藏焉，气化则能出矣。"即指出水液代谢中，利小便的重要调节之功。两味药的运用，在于针对患者眼部局部水肿、活动受限的治疗。

【学生丙】患者太阳表证从哪里入手？既没有恶寒发热，也没有肢节烦疼，为何治疗中始终不离太阳？

【教授】一般来说，目疾大都考虑与肝胆相关。《内经》云："肝开窍于目。"且十二经脉中，唯肝脉直接与目系相连。肝与胆，脏腑相合，肝之余气溢入于胆，且足少阳胆经起于目外眦（瞳子髎穴）。故目之疾患，跟肝胆的关系较大。然而，《灵枢·大惑论》云："五脏六腑之精气，皆上注于目而为之精。"这就说明目跟五脏六腑皆有联系，从病机上来看，患者目疾不仅与肺、脾、肾相关，更与膀胱相关。膀胱为水液汇聚之处，其在人体的代谢过程中具有储藏津液、化气行水、排泄尿液的功能。在水液代谢过程中，肾与膀胱功能失常，水湿上犯或湿热熏蒸均会出现目疾。从经脉循行上来看，《灵枢·经脉》曰："膀胱足太阳之脉，起于目内眦。"故目疾无论从生理、病理还是经脉循行都与太阳经有关，治疗上可以从太阳入手。

另一方面，该患者西医诊断为眼眶假性肿瘤，简称眼眶假瘤。眼眶假瘤是眼眶局部免疫混乱引起的非感染非肉芽肿性特发性炎症，是一种非特异性慢性增殖性炎症。眼球突出是该病主要的临床症状，多为单眼，少数可累及双侧。西医学对于该病治疗原则主要是对活动期的治疗，即减轻痛苦、保护视力和运动功能，在晚期则为防止后遗症发生。全身应用皮质激素和免疫抑制剂为眼眶假瘤的常见治疗手段，但疗效并不满意。尤其是纤维化较重的、年轻伴有血管炎的和病程长的患者效果较差。该患者经过 4 年的西医治疗，仍反复发作，眼睛症状明显。因为西医学一般认为免疫反应异常在本病发病过程中具有重要作用，因患者应用激素治疗后，自身免疫也受影响，常导致免疫力低下，好发口腔溃疡。中医认为自身免疫疾病多跟风邪有关，而且中医发现许多祛风药可调节免疫。风善行而数变，可以导致患者病情反反复复，症状多样，从病程上看，与风邪相符。《素问·太阴阳明论》说："伤于风者，上先受之。"中医认为，头颠之上，唯风可达。结合患者病史，以头痛为首发症状，且出现目疾，皆位于上，从患者病位上看，也与风邪相关。

患者发病与太阳有关，为风邪所致，《伤寒论》第 95 条："太阳病……欲救邪风者，宜桂枝汤。"说明太阳中风的治疗宜选用桂枝汤。不一定要患者有桂枝汤证才用桂枝汤。考虑患者感受风邪，桂枝汤为伤寒祛风的第一方，从因论治而言，也可以用桂枝汤治疗。所以治疗上始终不离太阳中风，始终有桂枝汤。

【学生丁】患者双眼睑下垂，为何还用下法？

【教授】眼睑下垂是一个标象。不一定下垂性疾病就只用升提的方法。治疗还是要根据患者的具体情况辨证论治，尤其是根据中医的舌脉证。一般我们说下垂的话要用大量的补气升提的药来治疗。但是患者的舌脉不符，这位患者给我们呈现的信息是瘀热内结，导致气津滞塞不通之证，所以不用升药。《伤寒论》里面也讲到"阳明三急下""少阴三急下"。其实救阴的时候，不一定要补，我们有时候可以用急下存阴，《伤寒论》补阴很多是通过消除邪气而达到扶正的作用，尤其是"少阴三急下"，少阴病不是虚吗？为什么张仲景还用承气汤呢？比如"目中不了了，睛不和"他也是用承气汤，没有用大量的滋阴药。因此我们强调关键是要辨证论治。《内经》中"必伏其所主，而先其所因"的思想强调辨证施治、治病求本。要治这个病，就要找这个病最关键的治病的根源在哪里，这个患者关键是不通，不通是有邪，所以我们要祛邪，但是怎么祛？那么治疗就要因势利导，因为她大便不通，二便不利治其标就体现了因势利导。如果这个患者呕吐，我们可能要顺势而为，也可以反过来用吐法。如果有表证，我们可能要发汗。

（潘艳）

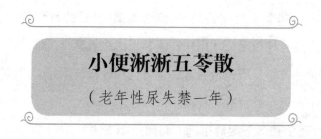

小便淅淅五苓散

（老年性尿失禁一年）

诊断现场

患者戴某，82岁女性，退休人员，既往有高血压病史、脑梗死病史10余年，此次因"小便淋沥不尽1年余"于2017年10月08日就诊。

患者1年前无明显诱因出现尿频，排泄次数虽多却量少，有淋沥不尽感，无尿痛。自述平素双唇发干不欲饮水，脘腹胀满，无恶心呕吐，纳眠一般，小便如前述，大便干结，每日一次。

患者就诊前查尿常规、24小时尿蛋白定量、肾功能均未见明显异常，测膀胱残余尿量110mL，因患者有脑梗死病史10余年，其小便淋沥不尽，考虑为脑梗死后遗症，自主神经病变导致的神经源性膀胱。患者欲用中药改善症状，遂来我院就诊。

刻下：头晕，无天旋地转感，左侧肢体乏力，可站立扶行，时有反酸嗳气，双唇发干欲舔，不欲饮水，表情淡漠，精神一般，纳眠一般，小便色黄，频次增多，排泄时间长且有排不尽感，量无明显增多，大便干结，每日1次。无明显畏寒，无潮热盗汗。舌质淡红，舌苔薄白，舌根稍腻，边有齿痕，脉弦细滑。

辨证论治

【学生甲】对于患者小便淋沥不尽的情况，老师是如何辨证考虑的呢？

【教授】本例患者年迈体弱，五脏功能虚损，膀胱气化不利，导致下焦蓄水。患者双唇发干不欲饮水，脘腹胀满，为水停中焦，津液难以上承。舌苔腻伴边有齿痕，为脾肾阳虚，水湿内停。

此为典型的"太阳蓄水证"，其形成是由于太阳表证不解，循经入里，太阳腑在膀胱，影响到膀胱的气化。《素问·灵兰秘典论》曰："膀胱者，州都之官，津液藏焉，气化则能出矣。"其病机主要是水蓄膀胱，气化不利。中药当以"通阳化气利水"为法，治以"五苓散"加减：

茯苓20g，白术10g，党参30g，猪苓15g，肉桂6g，乌药10g，泽泻30g，黄芪30g，远志10g，甘松10g，益智仁10g，熟附片10g（先煎）。

5剂，水煎温服。

患者诉服药后头晕减轻，小便不利症状缓解，排尿次数减少，大便较上次变软。舌质偏干，苔薄，脉弦细。考虑到患者年老体弱，阴阳两虚，拟方"麦味地黄丸合缩泉丸"加减，处方如下：

麦冬15g，醋五味子10g，熟地黄10g，山药10g，山茱萸15g，牡丹皮15g，泽泻10g，茯苓10g，玄参15g，玉竹10g，乌药15g，益智仁20g，芡实15g，金樱子20g，炙甘草6g。

5剂，水煎温服。

嘱患者服完药后复诊，以观疗效。后随访患者尿频症状基本缓解。

思辨解惑

【学生乙】患者尿频尿急，淋沥不尽为何还要用利水之法？

【教授】其实，这里的尿频尿急、淋漓不尽也可以作小便不利解，我们在拓展五苓散的临床运用范围时，小便不利的概念常可以扩展为所有非正常的小便，除了尿液减少，排出困难，不能如常通利，或有排尿频数，淋沥不尽，皆可以小便不利名之。《伤寒论》很多其他条文都提到了小便不利这个症状，如桂枝去桂加茯苓白术汤、真武汤、柴胡加龙骨牡蛎汤、猪苓汤等，方后加减中都出现了小便不利的论述。《素问·经脉别论》曰："饮入于胃，游溢精气，上输于脾，脾气散精，上归于肺，通调水道，下输膀胱。水精四布，五经并行，合于四时五脏阴阳，揆度以为常也。"由此可知，人体水液的代谢与肺、脾、肾、膀胱有着密切的联系。本例患者主要是因为年老体衰，膀胱功能失调，导致小便淋沥不尽，遂治当以恢复其膀胱功能为主。

【学生丙】本病例为太阳蓄水证，与病位同在下焦的太阳蓄血证如何鉴别？

【教授】蓄水证也就是五苓散证，《伤寒论》原文第71条："太阳病……小便不利，微热消渴者，五苓散主之。"主要是膀胱功能的障碍，影响气分，因水液停蓄于膀胱，膀胱气化不利，津液不得上承，故口渴欲饮，膀胱气化失司，不能固摄，故小便不利，便不尽。而太阳蓄血证则是影响到血分，《伤寒论》原文第106条："太阳病不解，热结膀胱，其人如狂……但少腹急结者，乃可攻之，宜桃核承气汤。"因太阳病不解，表邪随经化热入里，与血结于下焦少腹部位。热在血分，扰乱心神，心主神明，心主血脉，血分瘀热扰及心神，就会出现精神症状，但没有影响到气分，膀胱气化功能正常，所以小便并无异常。

【学生丁】五苓散利水力强，难免伤阴伤津，导致大便干燥，为何患者大便情况却转好？

【教授】隋代巢元方在《诸病源候论·大便病诸候·大便难候》中云："大便难者，由五脏不调，阴阳偏有虚实，谓三焦不和则冷热并结故也。"又云："渴利之家，大便亦难。"气血两亏，阴阳两虚，皆可导致大便干结。患者年过八旬，为年老体虚之人，长期卧床，小便淋沥，阴液亏耗，难免会有气虚及阴阳两虚的表现。方一中有黄芪、党参补气健脾，熟附片补肾助阳，有助于推动大肠的传导功能，改善大便情况。另，此处用五苓散的作用并不是为了利尿，主要是增强膀胱功能，津液四布，大肠得津液，大便自然较前好转，且患者便干，也有尿潴留压迫大肠的缘故，现膀胱中尿液正常排泄，自然大便也变正常。

【学生戊】既然要滋阴，为何不用猪苓汤？五苓散和猪苓汤有何差异呢？

【教授】猪苓汤主要是治疗下焦的阴虚水热互结证。《伤寒论》原文第 223 条："若脉浮发热，渴欲饮水，小便不利者，猪苓汤主之。"猪苓汤育阴清热，属于清利法，方子的组成中有猪苓、茯苓、泽泻、滑石、阿胶五味药。其中阿胶是养阴的，在方中主要起养血滋阴的作用。滑石既能够利水又能够清热，再加上猪苓、泽泻、茯苓，四味药都有利水作用，所以其利水力非常强。滋阴只有一味阿胶，其养阴的作用并不是太强，因此要认识到这首方的重点在于利水，并不适用于本例患者。

五苓散主治伤寒未解，邪气入里，犯于膀胱腑，导致膀胱气化不利，寒水停留下焦，犯及中上焦。临床表现为小便不利、渴欲饮水、水入即吐、胃脘痞满，心下悸、头晕、脉浮等水饮邪气侵犯三焦等症状，功效表里同治，解表化气利水，有表则能发汗开表，无表也可温阳化气利水，症状偏于寒。猪苓汤主治阴虚水热互结证，临床表现为发热、口渴、渴欲饮水、小便不利等，功效为滋阴利水清热，无表邪征候，有阴亏表现，还有热邪结聚，症状偏于热。在药物组成上，五苓散由泽泻、猪苓、白术、茯苓、桂枝五味药组成；猪苓汤由泽泻、猪苓、茯苓、滑石、阿胶组成。五苓散中桂枝温阳化气，发汗解表，可见其能表里同治，且症状应当偏寒；猪苓汤中阿胶滋阴，可见其有阴液的亏虚，加用滑石利水清热，可见其症状偏热，为水热互结之证。其中猪苓汤中，滑石配阿胶是比较特殊的一种搭配，配伍了滑石的阿胶可以避免滋腻的性质。在剂型和煎服法上，仲景提倡五苓散作散剂，以白饮和服，且要多饮暖水；猪苓汤则为汤剂，这在临床上应当注意鉴别应用。

【学生己】"甘松"用意何在？与砂仁的区别是什么？

【教授】甘松有醒脾畅胃之效。《本草纲目》曰："甘松芳香，能开脾郁，少加入脾胃中，甚醒脾气。"本例患者就诊时诉有头晕，且观其舌苔厚腻，为脾虚湿阻。而甘松味辛行气，芳香醒脾，故用适量甘松开郁醒脾，行气畅中，改善其脘腹胀满的症状，类似于胃动力药。砂仁性辛温，主要功效为化湿开胃，温脾止泻，理气安胎，其在醒脾化湿方面与甘松无明显差异，然阴虚有热者忌用砂仁，虽然患者还没有明显的发热，但考虑到患者年迈，素体阴虚，还是甘松更为适宜。

（陈玉甜）

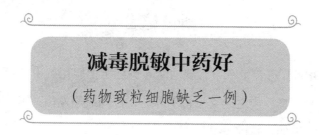

减毒脱敏中药好
（药物致粒细胞缺乏一例）

诊断现场

患者龙某，男，64岁，2017年2月5日初诊。

患者2010年始患甲状腺功能亢进症，发病时服用甲巯咪唑片（赛治）抗甲亢，后服药期间行拔牙手术，手术期间感染致败血症，甲亢药物中断，败血症治愈后继续服用甲巯咪唑片，结果出现粒细胞缺乏、肝功异常、皮疹等严重不良反应，曾至湖南、北京多家西医院就诊，严重时曾住进 ICU 层流病房。相关医院予升白细胞、免疫抑制等治疗后好转，外院医生均认为患者无法继续使用抗甲亢药，但患者停服抗甲亢药后甲功指标全面反弹，并出现全身疲乏、肌肉酸痛、皮肤瘙痒等不适。为求进一步系统治疗前来就诊。

症见：全身乏力，肌肉酸痛，下肢尤甚，上下楼梯时双腿颤抖，下肢畏寒，动则汗出，皮肤瘙痒，双手可见散在红色丘疹，凉水冷敷瘙痒可缓解，腰酸，咽喉嘶哑，纳可，眠差，难入睡，腹泻棕黄色水样便，5～6次/日，泻后无腹痛及其他不适，小便偏黄，夜尿1次，舌淡红，有瘀斑，苔白，脉沉。

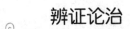

辨证论治

【学生甲】患者患有甲状腺功能亢进症需要服用抗甲亢药，但出现严重的药物不良反应之后又不得不停药，停药后原发病又难以控制，这种两难僵局该如何打破？

【教授】我们常用的抗甲亢药如甲巯咪唑和丙硫氧嘧啶都存在发生粒细胞减少、肝功异常、药物性皮疹等不良反应的可能，严重者甚至出现粒细胞缺乏、爆发性肝坏死等急重症，临床上需要十分警惕，要跟患者反复说明不良反应发生的可能性。本案患者就是出现严重药物不良反应致停药，停药后甲亢又全面复发，这种两难局面该怎么破？其实我们手中就有一把钥匙，那就是我们的传统中医药！临床上我们就常常给甲亢患者进行中西医结合治疗，通常可以达到以下几点目标：①减少西药使用量及不良反应；②增强疗效，减少甲功达标所需疗程；③改善患者全身症状，增强患者依从性；④对于部分抗甲亢药物过敏或难以耐受又不愿意进行手术及核医学治疗的患者，可采取中药脱敏或者纯中药抗甲亢。本案的患者我们就可以让中药介入，改善患者全身症状，减轻甲状腺毒症，试行中药脱敏治疗，为后期抗甲亢药使用创造条件。

回到该患者的辨证，从这位患者所诉说的症状来看，给我们的第一印象就是比较杂乱，好像全身哪儿都不舒服，哪儿都有毛病；没有明显的主症，寒热也不明显，临床辨证比较困难。但我们抽丝剥茧，还是可以发现一些规律：首先患者呈寒热错杂之势，我们在这位患者身上，既可以看到咽喉嘶哑，心烦眠差，双手皮肤瘙痒、冷敷可缓解，小便偏黄等热象，另一方面又有下肢畏寒、腹泻、腰酸等寒象，这两种证候集合在一个人上出现，就是典型的寒热错杂证。同时我们可以发现这两种证候所表现的病位有所区别：热象多出现在上部，如咽喉、肺卫、上肢、心神，寒象多出现在下部，如腰部、下肢、下焦等，综合起来患者是典型的上热下寒证。对于上热下寒证，仲师在《伤寒论》中有一条很特别的方治疗，就是麻黄升麻汤，具体方药如下：

麻黄 6g，升麻 15g，生石膏 30g（先煎），当归 15g，干姜 10g，白芍 10g，淫羊藿 30g，砂仁 6g，玉竹 15g，天冬 15g，天花粉 15g，茯苓 30g，白术 15g，黄芩 10g，炙甘草 6g。

7 剂，水煎服。

二诊：患者诉服用上方后下肢较前有力，精神较前好转，脚冰凉感同前，已无腹泻，大便仍多且偏烂，4～5 次/日，怕热汗出，咽喉肿痛，右胁下偶感进食后疼痛，纳眠可，小便偏黄，舌红，苔黄腻，有瘀斑，左脉芤，右脉弦。二诊方药如下：

柴胡 10g，黄芩 10g，天花粉 15g，桂枝 6g，干姜 10g，当归 10g，怀牛膝 30g，肉桂 6g，赤芍 15g，通草 10g，生牡蛎 20g（先煎），沙参 15g，麦冬 20g，龟甲 20g（先煎），威灵仙 10g，鹿角霜 10g。

7 剂，水煎服。

三诊：患者诉双脚冰凉感较前改善，下肢较前有力，少许乏力，汗出仍明显，无明显畏寒发热，无口干口苦，胃纳可，睡眠正常，大便溏，小便偏黄，舌淡嫩，苔薄白，舌根有腻苔，边有瘀斑，脉弦长。复查甲功指标较前下降，白细胞较前上升，嘱患者开始加用小剂量抗甲亢药，观察不良反应，隔周复查甲功、血常规、肝功等。方药如下：

桂枝 10g，黄芪 45g，熟附片 10g（先煎），红参 10g，白芍 10g，生姜 10g，煅龙骨 30g（先煎），牛膝 10g，干姜 10g，龟甲 20g（先煎），煅牡蛎 20g，砂仁 6g，甘草 6g，大枣 10g，淫羊藿 15g，鹿角霜 10g。

7 剂，水煎服。

现患者仍继续随诊，甲巯咪唑已经用到正常剂量，白细胞、中性粒细胞已恢复正常，甲亢指标较前好转，体重增加 10kg 左右，未见明显不良反应。

思辨解惑

【学生甲】对于麻黄升麻汤，历代医家褒贬不一，请问老师对此方有何评价，为什么要用在这个患者身上？

【教授】麻黄升麻汤的确值得大书特书，因为这个方临床使用较少，大家普遍比较不熟悉。它是《伤寒论》最大的一个方，比较极端的理论甚至认为它不是伤寒的方。在《伤寒论》原文中，麻黄升麻汤就是由于误治后邪陷厥阴，邪由表入里，所以仲景用的方法就是由里出表，用麻黄引邪外出，由厥阴出少阳，并考虑由于邪毒太深，用了大量的升麻，就是要解毒，当然升麻本身也有升阳的作用。厥阴病的特点就是寒热错杂、虚实夹杂。这里面有三个原因。第一，厥阴是阴尽阳生之脏，六经传变到厥阴就是走到了尽头，你看我们经络的循行传变到了肝胆就又是一个轮回，厥阴是阴阳交接的一个环节，阳生，这个患者就活过来了，阳不生，患者就往生了，所以厥阴篇是放在《伤寒论》六经辨证的最后部分。既然是到了厥阴病这个阶段，患者的内环境肯定是比较复杂，寒热虚实错杂。第二，就是厥阴上连心火，下接肾水，心肾同病，各走两端，水火不相容，因此就会寒热错杂。第三，就是厥阴与少阳相表里，少阳病也是类似的情况，阳气虚羸，抗邪无力，也会出现虚实夹杂、寒热错杂的情况，还有就是厥阴肝、少阳胆和脾胃的关系是很密切的，而脾胃又是一对矛盾的脏腑，脾胃是一个寒一个热，一个喜燥恶湿一个喜润恶燥，一个主运化以升为健一个主收纳以降为顺。所以厥阴一得病，再祸及脾胃等其他脏腑，整个情况就会很复杂，故《伤寒论》在厥阴病篇还会有呕吐下利篇，本来呕吐、下、利这几个证候和厥阴没有直接的关系，是间接的，是由于厥阴肝乘脾犯胃。

我们要了解麻黄升麻汤就要了解厥阴病的本证，厥阴病本证有三个方证：乌梅丸证、干姜黄芩黄连人参汤证和麻黄升麻汤证。全部都是寒热错杂，只不过寒热的病位不一样，相应的证候又不一样。乌梅丸的病位在厥阴肝，肝热上扰心神出现气上撞心，心中疼热，乌梅丸的寒在哪里？在三阴。饥不欲食，饥饿代表热，不欲食就代表脾有寒。我们看乌梅丸有蜀椒、附片、干姜，说明这个方证除了脾肾阳虚，还有肝阳不足，整个证候三阴都有寒，夹杂着郁积化火。干姜黄芩黄连人参汤，这个方首先有干姜、人参，就是半个理中汤，说明寒在脾，那热在哪儿？热在肠胃！方中黄连、黄芩合用，也就是关系到阳明太阴的问题，阳明有热，太阴有寒，所以干姜黄芩黄连人参汤主症就有腹中痛伴呕吐。麻黄升麻汤的热在肺和胃，我们从方来看，麻黄升麻汤有白虎汤的意思：石膏和知母，就是热在肺胃，此外还有苓桂术甘汤加干姜，体现就是寒在脾。但这个方既然名曰麻黄升麻汤，麻黄、升麻这两个药就值得重点说明，这个药对的使用体现出升阳举陷、引邪达表的意思。因为这个邪是误治而来，你看原文怎么说：伤寒六七日，大下后，寸脉沉而迟，手足厥逆，下部脉不至，喉咽不利，唾脓血，泄利不止者，为难治，麻黄升麻汤主之。伤寒太阳病用下法肯定是错误的，因为逆其病势就引邪内陷，寸脉主太阳，太阳病寸脉应该浮的，寸脉沉迟就是邪气内陷的表现。咽喉不利，唾脓血就是阴虚阳郁化热，内热伤及血分，此外还有下焦有寒，泄利不止，实际上它是上热下寒，正虚邪实。所以攻也很难，补也很难，因而仲景就在原文说"难治"。总之，麻黄升麻汤就是肺胃有热，然后脾有寒。

在这个病例上，这位患者拔牙后出现败血症，败血症治疗上肯定是使用了大量的抗生素，抑制了患者本身的正气，加上本身这位患者底子就不好，既往有甲亢，加上邪毒比较盛。患者有皮肤瘙痒，这也是邪在太阳的佐证，整个病势是向上向外，在这位患者身上使用这个方，是从病机、病位和病性来考虑。此外，麻黄升麻汤对于比较复杂的肺系疾病效果也比较好。

【学生乙】一诊中老师使用麻黄升麻汤为什么去除了桂枝，加了淫羊藿和砂仁？

【教授】桂枝在麻黄升麻汤里面取苓桂术甘汤的意思，温脾阳，病痰饮者当与温药和之，但考虑到患者还终归是甲亢，甲亢还是有热的，甲亢高代谢状态往往还是胃火旺，因此我去了桂枝。加淫羊藿、砂仁是为了补肾，为什么要补肾？这位患者有粒细胞缺乏病史，中医讲"肾主骨生髓"，我们的血细胞不就是从骨髓里面产生的吗？所以用这两味药就是要补肾气达到精血相生的目的，就是想提高和稳定他的白细胞水平。

【学生丙】本患者从一诊麻黄升麻汤转到二诊柴胡桂枝干姜汤的换方思路如何？依据是什么？

【教授】这个患者寒热错杂一直是存在的，一诊重在肺胃，二诊转到肝胆。这个患者脾气一直挺暴躁，说明胆有热，患者精神疲乏且合并大量抗生素使用史，阳虚还是很明显，所以就用柴胡桂枝干姜汤。当然现在也有一种看法要把柴胡桂枝干姜汤归于厥阴方，因为它也是寒温并用的，刘渡舟老不是说过柴胡桂枝干姜汤是针对胆热脾寒么？所以综合来讲，这个用方的转变就是根据患者病史、性格、临床表现来决定的。

【学生丁】有说法认为，甲亢通常以热证为主，临床上多以清热或养阴之法，本患者治疗过程中，辛温药物贯穿全程，为何？

【教授】的确，就像我刚才说过的，甲亢的确是以热证为主，甲亢患者本体应该是火盛的，我治疗甲亢常用的是白虎汤这类清肺胃热的方。但要看到这位患者是进过 ICU 的，因而还是要顾护正气，要靠温补药，你看脉芤就是正气不足的表现，对于这位患者的治疗方案，一直以来我都是非常谨慎的，怕他重新用了甲亢药粒细胞又会往下降。中医防止粒细胞下降就是要补脾肾，而温补药主要就是在温补脾阳和肾阳，两者是先后天之本嘛！因此这例患者治疗始终就要在清热的同时使用温补药。

（刘煜洲）

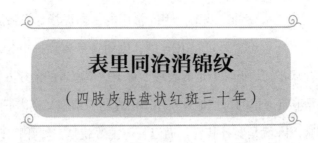

表里同治消锦纹

（四肢皮肤盘状红斑三十年）

诊断现场

患者姜某，女，63 岁，2015 年 7 月 10 日初诊。

患者童年嗜食乳狗，青年时期四肢开始出现皮肤多发红斑，大都与皮肤相平，多呈红色环状，局部瘙痒并脱屑。热天较明显，冷天可缓解，食用辛辣温燥之品或虾蟹海鲜等红斑加重，伴四肢末端红肿，间断有发热症状出现。

患者自发病以来，一直间断接受西医治疗，曾被诊断为"盘状红斑狼疮"。患者皮疹发作或出现发热时，自行口服地塞米松，服用后时下皮疹或发热症状可缓解，但停用激素后红斑仍反复发作。

初诊症见：四肢皮肤多发盘状红斑，局部色红，平于皮肤，压之褪色，有瘙痒并脱屑，无水泡渗液，无出血流脓，怕热，汗出不多，口干口苦，心烦易怒，睡眠一般，二便调，夜尿 1 次左右，舌淡红，舌尖部有瘀斑，苔薄白，脉沉略涩。

辨证论治

【学生甲】本例患者反复皮肤红斑三十余年，经多年西医激素治疗，效果不显，红斑仍反复发作，且患者证候和舌脉象似乎并不相符，十分疑难棘手，不知该患者的中医辨病辨证应当从何切入，有何特殊之处？

【教授】其实根据患者发病特点和证候，这个病例和我们《金匮要略》所讲的"阴阳毒"证非常相似。原文记载"阳毒之为病，面赤斑斑如锦纹，咽喉痛，吐脓血，五日可治，七日不可治，升麻鳖甲汤主之"。这个患者就是反复发作锦纹斑，我们通常说伤寒、金匮不分家，都是仲景传给后世的著作，只不过侧重点有所不同，因而中医学子除了学好《伤寒论》之外，《金匮要略》也是值得学习和掌握的，有时候可以视作对于《伤寒论》的补充和拓展，里面很多条文和方药具有很强的临床指导意义。

说到这个病例的辨病辨证，我们首先要回顾一下阳毒证的病因病机。阳毒证是人体内有积热，后感天地疫疠非常之气，受邪后正邪相争较剧烈，发为阳毒。本例患者童年时期喜食乳狗，我们都知道狗肉性温，民间就有"吃了狗肉暖烘烘，不用棉被可过冬"的说法。这位患者由于幼年的特殊饮食习惯导致素体体质较强，内有积热，一旦感受外邪，就容易化热化火，火热之邪易伤风动血。正气较强，正邪相争于表，表现为四肢皮肤盘状红斑似锦纹，反复发作，同时患者还兼夹红斑天热加重、天冷缓解，恶热，心烦等证候，更佐证患者体内热邪较盛这一情况。当然，我们同时也应该看到，患者久病且长期间断服用激素，一定程度上造成其出现更为复杂的证候，比如患者的舌苔脉象就没有明显表现为我们通常所认为的典型热象。这表明患者除了里热的一面之外，还夹杂有虚寒和血瘀。总之，患者总体表现为寒热错杂、虚实夹杂、表里同病。但是抽丝剥茧，患者"阳毒证"这一基本病证尚存，因而组方上面首推阳毒证的特效方——升麻鳖甲汤以清热解毒，行气散瘀，同时结合患者复杂证候，配合交通表里上下的麻黄升麻汤以解表郁，清里热。具体方药如下：

升麻30g，当归15g，醋鳖甲30g（先煎），甘草6g，生地黄30g，牡丹皮15g，水牛角30g，赤芍20g，石膏30g（先煎），知母15g，炙麻黄6g，桂枝10g，茯苓20g，白术15g，薏苡仁30g，干姜6g。

5剂，水煎服（后患者自诉家里自有祖传的一根犀牛角，自行将水牛角替换成犀牛角）。

二诊：患者诉服用上方时皮疹有所消退，但近几日未服药，且食用羊肉并活动较多，红斑再次复发，呈片状，局部瘙痒，自觉稍有发热，口苦，疲倦，纳可，二便调，舌淡红，苔薄白，脉沉弱。鉴于患者服上方后红斑有所消退，效不更方，续用5剂。

三诊：患者诉红斑较前明显改善，仅双手背仍遗留少许，双手肿胀感，无明显畏寒、发热症状，汗出少，胃纳一般，口干不苦，舌淡暗，苔薄白，脉涩。考虑患者里热已不显，但表郁仍存，予升麻鳖甲汤和桂麻各半汤。具体方药如下：

升麻30g，牡丹皮15g，醋鳖甲15g（先煎），大黄10g，生姜10g，茯苓50g，炙甘草6g，白芍20g，葛根60g，苍术30g，炙麻黄6g，桂枝10g，浮萍30g，藿香10g，薏苡仁30g，党参30g。

5剂，水煎服。

四诊：患者诉红斑大部分消退，仅局限于右手。后患者多次就诊，诉红斑发作次数明显减少，未再服用任何激素，开始少量进食虾蟹等海鲜且红斑未见大发作，精力非常充沛。（患者治疗前后照片对比可参见书后"附录"）

思辨解惑

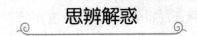

【学生甲】就本案而言，患者究竟是属于阴毒还是阳毒？

【教授】《金匮要略》中阳毒证和阴毒证的病因都是感受疫毒，只不过根据患者机体本身因素不同，外来疫毒和机体本身作用不同，则分为阳毒证和阴毒证。这一点陈念祖就说过："仲师所论阴毒阳毒，言天地之疠气中人之阳气阴气，非阴寒极阳热极之谓也，盖天地灾戾之气，便为毒气。"其实历代医家对于阴毒阳毒的辨别点是有争议的，我们看看原文中仲景是以面色和咽喉来进行鉴别诊断，所以我认为这一点还是要回到辨证论治，不要拘泥于某一个症状。回到本案的话，我认为患者初起应该属于阳毒证，这从两点来判断。第一，患者皮疹发病的严重程度和发作频率从初起到现在一直和气候有关，天气热比较明显，天气冷相对和缓，这给我们很大提示，患者体内应是热邪在里；第二，患者自行提供给我们的信息，也就是患者童年喜食乳狗，狗肉性温，有温补脾胃、补肾助阳、壮力气、补血脉的效用，但是小孩子本身阳气就足，大量食用过于温补的食物，容易内生积热，一旦感受外邪，就容易和体内积热产生联合作用。我还是比较看重患者自己提供的信息，有些看似与病情没有关系，但往往隐藏着非常重要的信息，帮助我们认清患者的病情，指导我们辨证用药。当然患者由于前期接受过西药治疗，特别是激素的长期使用，会使患者体内情况产生更为复杂的变化，往往出现寒热错杂、虚实夹杂等情况。这就需要我们更细致地询问病史，更细心地去分析患者病情的来源与预后，遣方用药时要兼顾患者过去与现实的状况。

【学生乙】在红斑的治疗中，医家多从血分论治，采用清热凉血之法，本例患者治疗过程中老师均使用了解表法。请问老师，在皮肤疾病治疗中，临床上如何把握这两种治疗方法的应用？

【教授】这个患者由于童年特殊饮食嗜好，所以患者阳气很足，她这个病也是阳证、热证无疑。现在出现红斑，首先就是病久入络，其次就是热入血分。所以里面我也用了犀角地黄汤养阴清热凉血，但更重要的是邪还是要因势利导透出来，所以我们一直在开表，让邪从里达外有出路，从来没有过分压制。我们一般用麻黄汤、桂枝汤和桂麻各半汤开表，这就是我们中医学的一个重要手段和思路。反过来，我们再来看看西医学是什么思路。西医学一般使用激素，中医家一般认为激素就相当于中医的温药，换而言之，西医也是用温的方法。所以我认为这个锦纹就是邪往外透的一个表现，所以我的方法就是要让邪透出来，让邪毒从里达表。也就是要因势利导，顾护人体正气，激发人体自身正气抗邪，祛邪外出。并且按照六经传变的思路，阳证热证好治，虚证寒证难治，因而要透邪达表，要让邪气从厥阴到少阳或太阳，这样论治起来更加有效。

【学生丙】 老师能否解释一下鳖甲在方中的作用？

【教授】 鳖甲在《神农本草经》就有记载，并被列为上品。它性咸寒，归肝、肾、脾经，具有滋阴潜阳、软坚散结之效。《神农本草经》里面记载鳖甲"主心腹癥瘕坚积、寒热，去痞息肉，阴蚀痔恶肉"。鳖甲质重潜降，善入血分，通利血脉，患者的红色锦纹其实就是一种热入血分的表现。其次，鳖甲还有清热泻火、滋阴潜阳的作用。患者素体阳盛，阳热浮于外，伤阴动血则出现皮肤锦纹，鳖甲在这里一方面养阴清热，壮水之主，以制阳光，另一方面，把外浮于外的阳气潜藏下去。现代药理学研究也发现鳖甲有免疫调节作用，本病从西医学来讲也属于自体免疫性疾病，从这个角度来说，用鳖甲也是十分合适的。

【学生丁】 老师在三诊方中用到浮萍这味药，请问老师对于这味药使用有何心得？

【教授】 浮萍这味药的特点就是既可发汗解表，又可透疹止痒。《神农本草经》就记载浮萍"主暴热身痒"，《滇南本草》也有记载浮萍有发汗、解毒、治疥癣、祛皮肤瘙痒之风的功效。我一直以来主张皮肤病以开表之法，从太阳论治。浮萍恰好一方面满足我对中药治法的要求，另一方面也有其本身应用于皮肤病的特殊功效，因而我个人在治疗痤疮、斑疹、毛囊炎等皮肤病时非常喜欢加用浮萍这味药。

（刘煜洲）

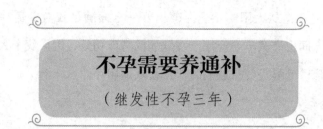

不孕需要养通补

（继发性不孕三年）

诊断现场

患者谭某，女，38岁，因"未避孕不孕3年"于2016年3月29日就诊。

患者于2009结婚，G2P1A1，于2009年顺产一女孩，2011年至今一直备孕二胎，曾于2013年怀孕后因"自然流产"行药流＋清宫术。此后3年，患者一直未能成功怀孕。末次月经2016年3月11～15日，14 5-6/22-56，平素月经不规则，月经周期不规律，月经量偏少，色暗，质偏稠，夹有血块，无明显痛经，经前乳房胀痛，无腰酸腰痛。2014、2015年分别于外院查支原体、衣原体、白带常规、性激素、抗精子抗体、妇科彩超均未见异常。曾行输卵管通液术示输卵管通畅。其丈夫检查精液常规亦未见异常。3年来，患者曾多次在外院予中医药治疗，均未能成功受孕。

刻诊：患者平素常感疲乏无力，偶有头晕，无头痛，无口干口苦，无心慌心悸，无胸闷气短，无恶心呕吐，腹胀，无腹痛，平素怕冷明显，纳眠尚可，大便正常，小便色偏淡。舌淡嫩，苔薄白，脉滑。

辨证论治

【学生甲】如何利用月经的不同周期治疗不孕症？

【教授】女子未避孕，性生活正常，与配偶同居 1 年而未孕者，是为不孕。不孕症涉及复杂的医学和社会因素，从西医的角度看与下丘脑–垂体–卵巢轴有关，可以分为原发性和继发性不孕。原发性不孕症的原因主要有生殖器官发育异常、畸形、性激素因素、免疫因素等，继发性不孕症则大多数是由于排卵障碍、输卵管因素、子宫、阴道、外阴等所致。在排除了这些器质性病变后，中医调理则大有优势。

从中医角度看，不孕与肾气–天癸–冲任–胞宫轴相关。不孕症的致病因素很多，发病机理颇为复杂，传统理论认为，其病因病机为肾虚、肝郁、痰湿、血瘀等。自《内经》中提出"二七而天癸至，任脉通，太冲脉盛，月事以时下，故能有子"后，后世医家多认为月经失调与不孕有密切联系。如《诸病源候论·妇人杂病候》中记载："阴阳之气和，经血之行乖候，故无子也。"丹溪言："求子之道，莫如调经。"因此，怀孕前对月经进行系统调理尤为重要。我认为治疗不孕应该三期分治，而着重调经。经后期应滋养肝肾以促进卵泡发育；排卵期应温肾通络以促排卵；经前期应阴阳双补尤重补阳以增强黄体功能以助孕。经期我没有给患者开处方，一是考虑到患者一个月下来，一直都在吃药，这未免会产生恐惧和排斥心理；二是因为经期本来就是排泄的过程，其他三期都在用药，一般来说经期都会排泄得比较正常，因此经期休整停药可以给患者一个缓冲的时间，以放松心情，顺应自然。并非所有患者都需要行三期治疗，对于月经不规则、子宫内膜薄者，常常使用周期疗法，使患者月经周期规则，而对于月经周期规则的患者，则只需根据患者的整体症状调理即可。

处方一：

柴胡 10g，枳壳 10g，赤芍 15g，炙甘草 6g，党参 30g，白术 15g，茯苓 20g，阿胶 10g（烊化），旱莲草 15g，女贞子 15g，熟地黄 20g，枸杞子 15g，菟丝子 15g，杜仲 15g，桑寄生 15g，淫羊藿 30g。

3 剂，经后服用。

处方二：

桂枝 10g，赤芍 15g，生姜 10g，大枣 10g，炙甘草 6g，枸杞子 15g，补骨脂 15g，菟丝子 15g，淫羊藿 15g，黄芪 30g，当归 10g，细辛 10g，皂角刺 30g，路路通 30g。

3 剂，排卵期服用。

处方三：

柴胡 10g，白术 15g，茯苓 20g，炙甘草 6g，干姜 10g，桂枝 10g，郁金 15g，鸡内金 15g，橘络 10g，当归 15g，白芍 10g，阿胶 15g（烊化），枸杞子 15g，淫羊藿 15g，菟丝子 15g，补骨脂 15g，黑顺片 10g（先煎）。

3 剂，经前期服用。

2016 年 4 月 13 日二诊：患者诉服用上方中药共 9 剂后，脸部痤疮明显，色红，口干，无口苦，无畏寒发热，无头晕头痛，小便色黄，大便偏干，舌偏红，苔薄黄，脉弦滑。守上方不变，各 3 剂。

后记：2016 年 5 月 18 日，患者电话告知已怀孕 1 月，并于 2017 年 1 月 27 日足月产 1 男婴，母子平安。

辨证思惑

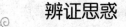

【学生乙】在经后期为什么要以滋养肝肾为主？

【教授】经后期即西医学上的卵泡期，此期以养卵泡为主，需为排卵做好充分准备。经后期经水适净，血海空虚，阴精不足，胞宫内阴血损失较大。此时阴长阳消，尤以阴长为主，故此期的主要任务是涵养血海，促进血海充盈。阳化气，阴成形，只有阴精充足，卵子才能发育，子宫内膜才能逐渐修复，故治疗上应以滋养肝肾阴血为主。此期体内呈现的是"不足于血，有余于气"的状态，人体在肾气作用下开始逐渐蓄积精血。肾为一身阴阳之本，故可通过补益肝肾之阴来补充人体全身的阴血，故多用阿胶、墨旱莲、女贞子、鹿角霜。女子以血为本，以阴为本，阴精需阳气气化推动才能持久濡润，故可同时顾护肾阳以促进阴精生化，所以常合用枸杞子、淫羊藿、菟丝子、补骨脂以温补肾阳。但临床上发现多囊卵巢综合征患者此期不适合养阴，因为通过彩超检查发现养阴会促进卵子发育，从而排出更多卵泡；但对于卵泡不足，卵泡虚损者，养阴法则大有益处。

【学生丙】在排卵期为什么要温肾通络？

【教授】排卵期，前人又叫氤氲期，此期气血活动转化显著，如氤氲之状故称。《易经》曰："天地氤氲，万物化醇。"排卵期之所以到来，与氤氲状气血活动有关。排卵期常见以下三种情况：一是排卵障碍；二是卵子发育欠佳；三是排卵不协调。受孕除了与卵泡发育有关外，还与卵泡能否顺利排出有关。有些患者卵巢壁很厚，那她相比于卵巢囊壁正常者则需更大的动力才能排出。阳主动，阳气是运动的本始，故应使用温阳类药物促进阳气化生，以作为卵子排出的动力。在此期我常常会使用桂枝加葛根汤、当归四逆汤等温通类方药补充阳气。《灵枢·经脉》："人始生，先成精。"人的胚胎，由精生成。肾主生殖，卵子的发育成熟与肾精充盛、肾阳鼓动密切相关。肾阳虚衰，无力启动氤氲之气，则卵子发育迟缓，无优势卵泡；肾阳虚衰不能温煦，则血运迟滞而致血瘀，瘀血不通则影响卵子的生长、排出。故需合用路路通、皂角刺等通络药物以促进卵子排出，可知温肾通络在排卵期中的重要性。

【学生丁】在经前期为什么要阴阳双补而尤重补阳？

【教授】经前期即西医学上的黄体期，此期以滋养内膜为主。从中医角度看，此期的精血由经后期的溢而暂虚过渡到阴血渐充，故此时的阴血充盛及阳气旺盛与否关系到月经周期的进一步演变或者能否受孕。通过临床观察，我觉得黄体功能不全多与阳气不足有关。阳气不足，胞宫虚寒，则不能摄精成孕，正所谓冰川之地，草木不生。故此期需阴阳双补而尤重补阳，使子宫内膜增厚以利于受精卵着床，以及促进黄体发育，增强黄体功能以助孕。在黄体期，雌、孕激素都各有一个高峰期，此期孕激素持续作用。天地万物都可分阴阳，同样，性激素亦可分阴阳，雌激素可认为是阴中之阴，孕激素为阴中之阳，故补充孕激素其实也是在变相补充阳气。大量的中西医结合研究证明，补阳类中药具有类似内分泌激素样作用，这可能正是中医补阳的特点和意义所在，这也反向证明了此期补阳的重要性。

临床上很多医者也谈论到月经周期疗法，将月经周期分为经前期、经间期、经期、经后期四期，在经前期多主张通为主。有同学不禁感到疑惑：为什么我在经前期，却是主张阴阳双补而且尤重补阳？这是从不同角度论述的。对于调理月经的年轻人来说，现代社会工作压力大，精神紧张，多以肝郁气滞、寒凝等为主，经前期多表现为乳房胀痛、烦躁等不同的表现，所以确实多采用疏肝解郁、散寒通络等通法为主。这是对于青壮年调理月经的大体认识。而对于治疗不孕的患者来说，这时候需要的是濡养子宫内膜，以利于后期受精卵着床。对于备孕和调经，这两者最终所要达到的目的是不一样的。

【学生戊】在临床中，经常碰见老师治疗的患者中出现类似此例患者二诊中的热化症状，通过观察，出现热化现象是疾病治疗的一个关键点，如何理解补法治疗后热化现象在疾病转归中的意义？

【教授】从六经辨证的角度看，不孕症的病机以三阴为本，三阳为标。对于脾虚湿阻者，需重治太阴，理中丸合当归芍药散主之；血瘀寒凝者，重治厥阴，宜当归四逆汤加减随证治之；脾肾亏虚者，则重治少阴，金匮肾气丸类方主之；太阴湿邪转出阳明，桂枝加大黄汤、葛根芩连汤主之；厥阴转出少阳，宜小柴胡汤、柴胡四物汤；少阴寒邪转出太阳，尊桂枝加葛根汤类，即三阴转出三阳，则为易受孕期。

如何理解这种病机变化的意义呢？现代人嗜食生冷，易损伤脾胃，很多患者一开始都是以虚证、寒证症状为主的。当患者运用补法治疗一段时间后出现了热化的现象，阴证转阳，甚至还可能会出现高烧等现象，说明机体有了明显的反应性，正气来复，能够抗邪，因此形成了阳证、热证。一般来说虚证、寒证多缠绵难愈，比较难治，但对于阳热证，正气不衰，则能祛邪。当患者出现热化症状时，需提醒患者不要放弃。临床上经常可见很多患者服药出现上火症状后，就立即停药了，有的甚至还自行服用清热降火药物，其实这正是阳气奋起反击的关键时期，此时如果使用了寒凉药物，则非但没有效果，还可能更深一层地伤害身体的阳气。因阳气充足，阳不内敛而泄于外，所以才会表现出很多上火症状，此时我主张收敛阳气，而不是清泄阳气。

【学生己】对于这种热化现象，教授能用西医学知识举例说明一下吗？

【教授】这种热化现象也是可以从西医角度解释的。一般来说，基础体温在月经的行经期和卵泡期都维持在较低范围，而排卵后孕激素达到高峰值，对下丘脑体温调节中枢有刺激作用，可使基数升高 $0.3℃\sim0.5℃$，且维持于一定水平，直至月经来潮回落，呈现从低到高的双向体温。然而对于无排卵者，月经周期内基础体温无此波动，呈单相型。因此也就是说体温升高的排卵期相对容易受孕，排卵期常常还会出现性欲增强、烦躁寐差等兴奋性反应。我认为这与热化症状的出现是有一定联系的，基础体温升高或许仅仅只是热化症状的其中一种表现。

【学生庚】方中橘络的用意何在？

【教授】橘络，又名橘丝、橘筋，为芸香科植物橘果皮内层的筋络撕下晒干或者烘干所得。其性苦、甘、平，归肝、肺经，功能行气通络，化痰止咳。《纲目拾遗》云其通经络滞气、脉胀，祛皮里膜外积痰，活血。《本草求原》曰：橘络，通经络，舒气，化痰，燥胃去秽，和血脉。在调理妇科疾病中，我常常用到橘络这一味药。橘络象形网络，此药轻清，性较平和，有通络的作用，而且从其形状上看，有点类似于乳腺小叶，因此对于乳腺的肿胀不通效果甚佳。若单取其通络作用，亦可用丝瓜络代替。但此方中橘络除了通络以外，还可起健脾作用。

（刘婉文）

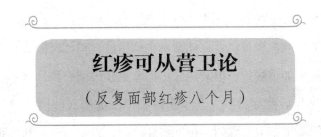

红疹可从营卫论

（反复面部红疹八个月）

诊断现场

蒋某，女，53岁，反复面部红疹伴瘙痒8月。2016年02月23日初诊。

患者8月前三伏灸后出现面部红疹，凸出皮肤表面，烘热汗出，瘙痒难忍，持续1～4小时可自行消退，无遗留瘢痕；往后皮疹反复出现，遇热、食用刺激性食物均可诱发，多发于颜面部，色鲜红，成斑片状分布，伴面部皮肤浮肿，瘙痒难忍，常伴头部汗出，烦躁不安。夜间发作难忍抓挠，浮肿加重。予抗过敏治疗，服药后瘙痒稍有缓解，但红疹难退，反复发作。

刻下：现见面部皮肤淡红色片状红斑隐隐，面色潮红，瘙痒，潮热汗出，烦躁不安，口干，喜温饮，时有口中黏腻，腰酸。舌红，裂纹苔，苔薄白，脉浮缓。纳可，夜间瘙痒难眠，大便烂，夜尿1～3次。现绝经1年，绝经后常有手足心发热，心烦出汗。

辨证论治

【学生甲】患者病起于夏日炎热时节，三伏灸温热太过而发疹，症见红斑、面色红、汗出、烦躁，为何不从阳明论治？

【教授】纵观病史，患者面部皮疹似因三伏灸"一把火"引燃，往后再食用辛辣刺激皆可诱发。然面部皮疹虽红，但红斑隐隐而非鲜红壮热，虽遇热可加重瘙痒，但潮热汗出而非大汗淋漓，尚伴有心烦、手足心发热，绝经后此症持续，乃少阴虚损，阴虚阳亢使然。虚阳亢于头面，而营阴不足，卫气郁闭，抟于肌肤之间，发为瘙痒。邪伏肌肤，正邪相争，卫气不能安行于阴，则夜间难眠。一诊用方以桂枝汤为先，乃取调和营卫之意。营卫不和，卫气不宣，郁热于内，营阴郁滞，则见浮肿。加以补肾之生熟地黄、山茱萸一辈，以重镇之龟甲、生龙牡，滋潜阳气。

治以调和营卫，滋肾潜阳，方拟桂枝汤加味：

桂枝 10g，白芍 10g，大枣 10g，炙甘草 6g，生姜 10g，熟地黄 30g，生地黄 30g，山茱萸 30g，桑白皮 15g，连翘 15g，炙麻黄 6g，黄连 6g，龟甲 20g（先煎），生龙骨 30g（先煎），生牡蛎 30g（先煎）。

5剂，水煎温服。

2016 年 03 月 10 日二诊：上药 5 剂服后，皮疹消退，发作次数减少。1 周前食用葱蒜、胡椒等辛味食物后皮疹再次发作，呈红斑样，瘙痒感较前减轻，眼睑仍有轻微浮肿。口干口苦，心烦胸闷，喜叹气，潮热汗出，偶有腰酸。舌淡红，苔薄白，脉弦细。纳眠可，大便软，夜尿 1 次。瘙痒减轻，但见柴胡证之心烦口苦、脉弦，不必诸证悉俱，予柴胡汤，仍保留滋肾潜阳之生地黄、山茱萸、龟甲，加苏叶、麻杏开表宣肺卫解郁。方以小柴胡汤加味：

柴胡 10g，黄芩 10g，生姜 10g，大枣 10g，白芍 10g，党参 30g，法半夏 10g，炙甘草 6g，生地黄 20g，淮山药 30g，苏叶 15g，桂枝 10g，山茱萸 30g，龟甲 20g（先煎），炙麻黄 6g，杏仁 6g。

10剂，水煎温服。

2016 年 04 月 12 日三诊：间断服前药 10 剂，患者诉近日来未节制饮食，面部皮疹未再发，仍留有少量淡红色红斑，少许凸出皮肤，平素无瘙痒，但见遇热时面部潮热，伴瘙痒，自觉面部皮肤干燥，稍活动后，头汗出，烦躁，口干口苦，欲饮水。患者自行服用金银花、溪黄草等清热利湿冲剂后，面部潮热稍有缓解，但见胃脘不适欲呕，解稀烂便。舌淡红，苔薄白，脉浮弦。纳眠可，小便正常，大便烂。患者已未见新发皮疹，阴虚日久，虚热入血，营热而反灼阴，见面部红斑隐隐，应从血分解；诉食用寒凉而致腹泻，此中焦脾胃虚寒无疑，虽无瘙痒，但见轻微浮肿，口干口渴，为水饮内结。如《伤寒论》147 条："胸胁满微结，小便不利，渴而不呕，但头汗出，往来寒热，心烦者，此为未解也，柴胡桂枝干姜汤主之。"重在清胆温脾，养血凉血，调和营卫。方用柴胡桂枝干姜汤加味：

柴胡 10g，桂枝 10g，黄芩 10g，干姜 10g，天花粉 10g，生牡蛎 6g（先煎），炙甘草 6g，牡丹皮 20g，水牛角 15g，玄参 15g，生地黄 20g，紫草 30g，地肤子 15g，白鲜皮 15g，白芍 10g。

10 剂，水煎温服。

2016 年 5 月 20 日四诊：患者已然面色如前，心情爽朗，未见烦躁之气。以上方去地肤子、白鲜皮，再服 10 剂。后未见复诊。

思辨解惑

【学生乙】现代医家治疗隐疹多从风治，因风善行数变而来去反复，虽能缓解而难以根治。全方未见重用祛风药物，而投以桂枝汤，老师作何考虑？

【教授】风邪客表，走窜肌肤而致痒最为常见。必然营卫不固，方才易感风邪，治仍需从营卫考虑。太阳主肤表，一方面由于肤表是人体表面积最大的区域，营卫运行于肤表，能温分肉、充皮肤、肥腠理、司开阖、防御外邪。风邪外侵肌表，太阳先受之，常与寒、热、湿、燥、毒相兼为患，在这些因素的作用下，导致营卫之气运行失常，从而发生一系列皮肤疾患。《灵枢·刺节真邪》有曰："虚邪之中人也，洒淅动形，起毫毛而发腠理……抟于肉，与卫气相抟，阳盛者则为热，阴盛者则为寒，寒则其气去，去则虚，虚则寒。抟于皮肤之间，其气外发，腠理开，毫毛摇，气往来行，则为痒。"因此，皮肤病的病机核心为营卫病理的失常。

若邪伏肌肤，正邪相争，卫气不能安行于阴而影响睡眠，这是很多皮肤瘙痒患者夜间睡眠不佳的原因。另外，营血不荣，肌肤麻木，血虚而生风，往来于腠理之间，易发丘疹瘙痒；营阴亏虚，血热搏结于肌肤之下，发为斑疹瘙痒。在皮肤病临证用药中，伴瘙痒者，可予桂枝、白芍同用，桂枝助卫阳，通经络，解肌发表，祛在表之风邪；白芍益阴敛营，敛固外泄之营阴，桂芍合用，发中有补，散中有收，使营卫调和。《素问·至真要大论》曰："诸痛痒疮，皆属于心……损其心者，调其营卫。"心主血脉，偏营阴不足者，与牡丹皮、生地黄等凉血和营，偏营血亏虚者，与当归、赤芍养血和营。

【学生丙】患者毫无表证征象，何以加入连翘、麻黄、杏仁、桑白皮、苏叶等解表之品？

【教授】皮乃人身之表。《素问·阴阳应象大论》云："其在皮者，汗而发之。"言明皮病者，从表治。肺和太阳经主皮毛，其"固于外"的功能有赖于营卫气血津液的温养滋润，虽然其病多"形于内"，但因其病位在表，须从表治。

【学生丁】皮疹发病常表现于外，病症仅限于局部，往往全身合并症状不突出。这时如何获取信息作为辨证论治的依据？

【教授】"十问歌"之内必有迹可循。审其舌脉，察其体质、嗜好、七情，均能获得可用信息。患皮肤病者，常为局部皮疹所害，新发者整体症状尚浅，尤以抓主症为先，察觉其局部之阴阳，如发热、红肿、播散快速、溃烂面发展欣荣等，当属阳；如溃面紫暗、瘙痒夜间加重、溃水流脓、迁延日久、溃口难收等，当属阴。其次辨其病位，太阳主表，腠理皮毛之病，皆不离太阳，其中营卫调和乃肌肤润泽、腠理充养的关键，首推桂枝汤；若病及肌肉筋膜等深层之处，当结合病性之阴阳，治从太阴、阳明；而疾病迁延者，多已入里，从三阴而治。然外证存之，必有内因，应求得内因，则病机可见。如此，总观整体而体察细节，立足六经辨证，灵活用方，乃医者所求。

如方1、方2均不乏补肾潜阳之品，当考虑本患者为围绝经期女性，肝肾亏虚，阳浮越于上，则皮疹发于面部，伴烘热汗出，烦躁不安。女子七七，任脉虚，太冲脉衰少，天癸竭。肝肾亏虚，是该年龄段的生理特性，影响了发病的特点及传变的方向，是医者辨证论治时需要考虑的重要因素。尤其是季节复发性皮肤病、慢性难愈性皮肤病，先求得内因，则可治本断根。

（谢韶妍）

眼病可选小柴胡

（反复眼睑肿胀、畏光、流泪、复视、异物感三年余）

诊断现场

郭某，女，66岁，因"反复眼睑肿胀、畏光、流泪、复视、异物感3年余"于2014年6月27日初诊。

患者分别于2007年、2011年4月行左眼、右眼白内障摘除＋人工晶体植入术，术后恢复可，无眼部不适。后于2011年9月因房屋装修，"灰尘"入眼，开始出现双眼眼睑红肿，视野缩窄，畏光羞明，双眼异物感，眼球活动障碍，复视，伴视物时头晕，天旋地转感，难以站立。患者曾至多家三甲医院就诊，诊断为"无菌性眼眶炎、不完全眼肌麻痹"，予口服泼尼松龙片治疗，初始量为一天60mg，以后逐渐减量，初诊时已减至每天15mg。激素治疗3年余，患者眼部症状迁延不愈且出现明显激素副作用，表现为：①体态改变：满月脸，水牛背，躯干肥胖；②继发性糖尿病：现每天皮下注射门冬胰岛素30注射液40U联合口服阿卡波糖片每天150mg控制血糖，血糖控制理想；③胃脘部隐痛、腹胀：每天服用奥美拉唑肠溶胶囊护胃；④骨质疏松症：每天口服阿法骨化醇片、碳酸钙片；⑤情绪焦虑：每天口服氟哌噻吨美利曲辛片抗焦虑。

刻下：双眼眼睑红肿，视野缩窄，严重畏光，见弱光即流泪，只能戴墨镜生活，异物感，眼球运动障碍，视物模糊，双眼无瘙痒疼痛，复视，视物时头晕，天旋地感，难以站立，无头痛。情绪焦虑，心情抑郁，心烦胸闷，口干，不欲饮水或饮少量温水，口黏口苦，胁部胀闷；神疲欲寐，全身倦怠乏力，晨起明显，四肢不温，畏寒，恶风，汗出量多，以头胸背汗出明显，活动后尤甚。偶有耳鸣，四肢末端麻木，双肩关节、腰部疼痛，纳差，时有胃脘隐痛，腹胀，眠差，表现为难以入睡，梦多，严重时彻夜不寐，小便清长，夜尿频多，每晚 5～6 次，大便费力难解，2～3 天一行，质溏，时见未消化食物残渣。舌淡暗，舌体胖大，边有齿印，苔黄厚腻，舌下络脉紫暗迂曲，脉沉细弦。

辨证论治

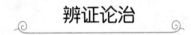

【学生甲】该患者所患疾病为激素依赖性疾病，正处于激素撤减过程中，中医应当如何参与治疗？

【教授】患者正在撤减激素过程中，为了避免激素突然停用导致病情反弹，应当激素撤减与中医治疗同时进行。中医治疗的本质是辨证论治。临床上根据四诊收集资料，采用六经辨证或者脏腑辨证理论进行分析，明确所病经络和脏腑及证候，再行辨证论治。辨证论治的实质是对患者生存质量（精神、情绪、饮食、睡眠、二便、躯体）动态监测并予以调整治疗的过程。

初诊时我考虑患者"口干口苦，目眩，胸胁苦满，嘿嘿不欲饮食，心烦"，病涉少阳，胆火内郁，枢机不利。"腹胀，食不下，时腹痛"，四肢不温，病及太阴。"脉沉细，但欲寐"，小便清长，夜尿频多，四肢不温，病在少阴，为少阴寒化之象。神疲乏力，眼睑肿胀，体胖，渴不欲饮，肢麻，大便费力难解，便溏，舌淡暗，舌体胖大，边有齿印，苔黄厚腻，舌下络脉迂曲，为脾肾两虚，脾虚不能运化水谷，肾虚不能推动脏腑气化，导致水湿瘀血内停，郁久化热。患者虽汗出量多，畏寒恶风，但不为外感引起，不属太阳病，此案汗出量多为正虚邪气内盛，正气抗邪于内，不能固护于表，兼少阳枢机不利，水道失调所致。本病病在少阳、太阴、少阴，病变脏腑主要涉及肝、肾、脾。治以和解少阳，调畅枢机，健脾利湿，温肾补阳，清热化瘀，暂予小柴胡汤合当归芍药散加减：

柴胡 10g，黄芩 10g，生姜 10g，法半夏 10g，党参 30g，大枣 10g，炙甘草 6g，茯苓 50g，泽泻 30g，当归 15g，川芎 15g，赤芍 15g，苍术 30g，白蔻仁 10g，生薏苡仁 30g，紫苏叶 15g。

5 剂，水煎服。

西医治疗：开始逐步减少激素用量，建议患者激素初始时减量至每天 12.5mg，此后每 2 个月激素逐步递减 2.5mg。降糖方案根据患者血糖情况调整。每天规律服用护胃、抗焦虑药物。

二诊～三诊：患者情绪焦虑、口干口苦、胸胁胀闷、疲倦乏力稍有减轻，但四肢不温较前明显，考虑激素为"阳刚之品"，撤减激素导致机体原有阴阳平衡被打破，治法则在以往疏肝行气基础上加用扶阳之法，以四逆散、四逆汤合当归芍药散加减：

柴胡 10g，枳实 15g，赤芍 15g，炙甘草 6g，熟附片 10g（先煎），红参 10g（另炖），干姜 10g，茯苓 50g，泽泻 30g，当归 15g，川芎 15g，紫苏叶 15g，生薏苡仁 30g，黄芩 10g，赤小豆 30g，淫羊藿 15g，春砂仁 6g（后下）。

四诊～七诊：患者神疲欲寐、倦怠乏力、四肢不温较前明显好转。舌淡暗，舌体胖大，边有齿印，苔黄厚腻，舌下络脉紫暗迂曲，脉沉细弦。考虑扶阳治疗后邪热更盛，宜清湿热，治以和解少阳，清利湿热，用小柴胡汤、葛根芩连汤合当归芍药散加减：

柴胡 10g，黄芩 10g，生姜 10g，法半夏 10g，党参 30g，大枣 10g，炙甘草 6g，葛根 20g，黄连 10g，紫苏叶 15g，生薏苡仁 30g，茯苓 20g，青葙子 15g，当归 15g，川芎 15g，泽泻 30g。

10 剂，水煎服。

此阶段西医治疗：维持口服激素每天 12.5mg。胰岛素减至每天 36U，阿卡波糖片减至每天 50mg。继续服用护胃药、抗焦虑药。

八诊～十二诊：服上方后，眼睑肿胀、汗出量多、双下肢困重均较前好转，舌淡，舌体胖大，舌中后部苔厚腻微黄，脉沉细弦。考虑患者湿热证候已减轻，予小柴胡汤合当归芍药散加减。另考虑患者久病，多脏受累（肝郁、脾虚，肾虚），配合逍遥丸疏肝健脾养血，金匮肾气丸温肾化气利水。此阶段西医治疗：激素逐步减量至隔日 5mg，同时胰岛素剂量减至每天 34U，并停用阿卡波糖片。

十三诊～十四诊：患者因天气寒冷又开始出现手足不温，肢体麻木，眼部症状稍减轻，仍口干口苦，纳可，夜尿频，便溏。舌淡红，边有齿印，苔薄黄，脉沉略细，右关部脉略滑，左关部脉略弦。患者年老肾虚、天冷阳气内藏加激素撤减，治以扶阳透达郁阳，方拟四逆散合四逆汤加减：

柴胡 10g，枳壳 10g，赤芍 15g，炙甘草 6g，黄芩 10g，生姜 10g，法半夏 10g，熟附片 10g（先煎），干姜 10g，党参 30g，淫羊藿 15g，春砂仁 6g（后下），当归 15g，川芎 15g，山茱萸 30g，煅龙骨 30g（先煎），煅牡蛎 30g（先煎）。

此阶段西医治疗：建议患者开始停用激素。

十五诊～十六诊：患者四肢微温，眼部症状好转，口干，晨起口苦，头汗较明显，肢体麻木减轻，稍饮食不慎即腹胀腹痛，便质软，舌淡红，边有齿印，齿印变浅，苔薄黄，脉沉，脉沉略细，右关部脉略滑，左关部脉略弦。治以和解少阳兼补肾温脾，方拟柴胡桂枝干姜汤加减：

柴胡 10g，桂枝 10g，干姜 10g，天花粉 15g，黄芩 10g，生牡蛎 30g（先煎），炙甘草 6g，茯苓 30g，生薏苡仁 30g，春砂仁 6g（后下），熟附片 10g（先煎），山茱萸 30g，连翘 30g，淫羊藿 30g，玄参 15g。

此阶段西医治疗：胰岛素减至每天 29U。

十七诊～二十六诊：患者双眼眼睑肿胀、畏光较前进一步减轻，口干口黏，稍口苦，偶有头部昏沉感及双下肢麻木，四肢微温，纳可，大便质偏软。舌淡红，边有齿印，苔薄淡黄，脉略沉，左关部脉略弦。病在少阳，兼有肝脾不和，用小柴胡汤合四逆散调肝和脾：

柴胡 10g，黄芩 10g，生姜 10g，法半夏 10g，党参 30g，大枣 10g，炙甘草 6g，枳壳 10g，赤芍 15g，石菖蒲 10g，远志 10g，麦冬 20g，扁豆 20g，鸡内金 15g，薏苡仁 30g，紫苏梗 15g。

此阶段西医治疗：6 月初胰岛素减至 10U，后改为黄连素片口服每天 3 次，每次 0.3g，后逐步停用黄连素片。

此后 1 年余，患者因眼睑轻微肿胀不定期至李教授门诊调理，处方多以小柴胡汤加减。随访 1 年余，患者双眼眼球转动灵活，眼睑无肿胀及畏光，不戴墨镜，重影消失，能正常生活，未再来诊。（患者治疗前后照片对比可见书后"附录"）

思辨解惑

【学生乙】此案患者因为长期使用激素治疗，出现了多种并发症，如继发性糖尿病和胃黏膜损伤，导致临床症状复杂，那么请问老师临床上对于症状和病机复杂的患者，应该如何灵活选方？

【教授】临床上大多数患者不是单一病机，而是多个病机掺杂，所致证候复杂多样，非一方能解决，需多方合用才能起效。

临床中医师是辨证处方，所以既要善于抓住患者的根本矛盾，也要能抓住疾病当前的主要矛盾。一是要紧守根本病机。此案的患者由于长期患病情志不畅，少阳气机失枢，枢机不利导致胸闷、情志抑郁、胃脘不适、眼睑肿胀等症，故治疗不离和解枢机的小柴胡汤。二是要抓住患者某一阶段的主要矛盾。中医在强调整体观念的同时，也强调分清标本缓急，故有"急则治其标，缓则治其本"之说，该患者同时有肝、脾、肾三脏病变，治疗上宜当分清主次病机。当以口干口苦症状突出时，以调肝为主；当以全身疲倦、口黏腹胀为主时，以健脾为主；当以四肢不温为主时，以补肾为主。另外也要兼顾扶助正气和祛除体内病理产物。

【学生丙】老师在激素撤减过程中，喜用温阳药物，请问有什么考究呢？

【教授】我们知道在中医看来，激素为辛温之品，所以在撤减激素过程中机体会失去部分激素的"助阳"作用，使机体阴阳平衡发生改变，所以在治疗上一般选用补阳药物，如附子、淫羊藿等，以温补先天、后天阳气，提高机体正气以祛邪外出。同时从中医学角度，长期使用激素可致伤阴耗气，日久可导致气阴两虚或阴阳两虚，同时可见痰湿、瘀血等病理产物。治疗时要兼顾祛邪，常用化湿健脾、活血化瘀药物。总之，在撤减激素过程中，要把握阴阳、气血、正邪的动态平衡。

【学生丁】近期研究发现黄连素片（盐酸小檗碱）可以降血糖，在本案中老师也有应用，请问老师，是否所有的糖尿病患者均适合使用黄连素降糖呢？

【教授】当然不是了。黄连素是一种常用的生物碱，可从黄连、黄柏、三颗针等植物中提取。现代药理学研究证实，黄连素具有显著的降糖、改善胰岛素抵抗、抗心力衰竭、抗心律失常、降低胆固醇、抑制血管平滑肌增殖、抗血小板、抗炎等多种效用，具有广泛的应用前景，被认为是潜在的"神药"。现在很多中医家也使用大剂量黄连或黄连素片降低患者血糖，临床效果甚好。但是我认为该药从中医角度来看毕竟是苦寒之品，长期使用必然损伤脾胃阳气。临床实践也证明，使用小檗碱或者大剂量黄连降糖时，患者容易出现纳差、腹泻等类似脾阳受损的症状，因而对于脾胃虚寒的糖尿病患者使用需谨慎，或者在使用过程加用干姜等温补脾阳之品制其寒凉之性，减少患者胃肠道副反应，顾护患者脾胃阳气。

（高曼）

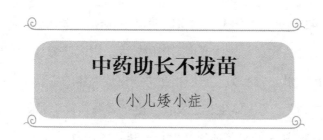

中药助长不拔苗

（小儿矮小症）

诊断现场

患儿浦某，男，12岁，因"身高增长缓慢7年余"于2017年5月12日初诊。

家长诉于7年前发现患儿比同龄儿童身高增长缓慢，开始未予重视，去年到市儿童医院就诊，诊断为"①矮小症；②生长激素缺乏症"。家长拒绝激素治疗，现求中医治疗。家长诉其有过敏性鼻炎病史，平素易感冒，常挑食，胃纳尚可，自2010～2017年，7年间患儿身高共增长36cm，体重共增长18kg，身高、体重与同龄人相比均处于较低水平。

刻下：身高140cm，体重40kg。情绪较低落，懒言，身材偏矮，鼻塞流涕，自觉双膝关节酸痛，乏力，无头晕头痛、口干口苦、咳嗽咳痰、恶寒发热、胸闷心悸、腹痛腹胀等不适，纳眠尚可，二便调，舌淡红，苔薄白，脉沉弦。

辨证论治

【学生甲】本例患儿应该如何辨证用药？

【教授】按照标准身高表，12岁的男童正常身高大约为151.9cm，体重约为 42.49kg，本例患儿的身高明显不达标。对于矮小症，西药治疗以激素治疗为主，对机体产生副作用较大。中医认为，人体的生长发育主要与脾、肝、肾有关，它们相互协调完成人体的生长发育过程。肾为"先天之本"，为人体生长、发育、生殖之源，肾中元阴元阳为生命之根本，影响到人的禀赋体质与生长；脾胃为"后天之本"，主运化水谷精微，承载着后天给养之功能，对正处于生长发育时期的小儿尤为重要；肝藏血，濡养人体筋骨的生长，肝血充足，则筋骨强健，肝血缺乏，筋骨失去营养，则致生长缓慢，身材矮小；肝气郁结，横克脾土，可损伤脾胃，脾胃受损则生化乏源，也会影响生长发育。所以脾、肝、肾功能失调是矮小症的主要病因病机，调治脾、肝、肾是治疗矮小症的大法。

患儿双膝酸软无力，机体乏力、脉沉是肾阳不足的表现，平素易感冒，患有过敏性鼻炎，与卫阳不固有关，卫阳温于肾，也可反映肾阳亏虚，所以偏肾阳虚为主。情绪低落、懒言、脉象弦，为肝气不舒的征象。治疗上以健脾补肾、疏肝解郁为主。方用"小建中汤合四逆散"加减：

柴胡 10g，桂枝 10g，白芍 20g，生姜 10g，党参 30g，干姜 10g，茯苓 20g，大枣 10g，饴糖 60g，白术 15g，淫羊藿 15g，辛夷花 10g，防风 10g，川芎 10g，炙甘草 6g。

7 剂，水煎服，日 1 剂，分 2 次服用。

5月26日二诊，患儿心情转佳，无鼻塞流涕等表证症状，舌淡红苔薄白，脉稍滑。考虑柴胡久用劫肝阴，故去柴胡；无表证，去辛夷花、防风、川芎，增加温肾之品，再拟下方治疗：

桂枝 10g，饴糖 60g，枸杞 10g，白芍 20g，北芪 30g，生姜 10g，党参 30g，大枣 10g，干姜 6g，菟丝子 10g，补骨脂 10g，淫羊藿 15g，

熟附子 6g，春砂仁 6g（后下），炙甘草 6g。

7 剂，水煎服，日 1 剂，分 2 次服用。

6 月 25 日三诊，测身高 143cm，体重 40kg，睡眠欠佳，上方加远志 10g，珍珠母 15g，再服 7 剂。

7 月 25 日四诊，测身高已达 147cm，体重 41kg，3 个月共长高 7cm，建议守方同前。

2018 年 3 月 5 日回访，家长诉去年 8 月份起自行停服中药后，身高增长再次趋缓，目前身高 150cm，体重 45.8kg，7 个月仅长高 3cm。

思辨解惑

【学生乙】儿童生长发育迟缓会给患儿自身及家庭带来严重困扰，如何预防此病的发生？

【教授】究其病因多系孕期调护不当，饮食、精神、起居等因素损伤胎元之气或父母精血虚损等，致先天精髓不充、筋骨肌肉失养而出现五迟。《张氏医通》谓其"皆胎弱也，良由父母精血不足，肾气虚弱，不能荣养而然"。也有后天喂哺失调，饮食不足，致脾胃虚弱，气血化生不足，筋骨肌肉失养而致生长发育障碍者。

《素问·上古天真论》曰："女子七岁……三七肾气平均，故真牙生而长极；四七筋骨坚，发长极，身体盛壮……丈夫八岁肾气实……三八肾气平均，筋骨劲强，故真牙生而长极；四八筋骨隆盛，肌肉满壮……"应选择在肾气、天癸充盛之年孕育胎儿，此关乎小儿先天之强弱，固尤为重要；其次，孕期应注意作息调养、养性调神、饮食调摄等方面；养育孩子时应注意科学养育，保证营养，加强锻炼，以及给以充足的陪伴和关爱。

【学生丙】矮小症患儿是否需长期服用中药调理？

【教授】该患儿服药期间的 3 个月身高共增长 7cm，停药后的 7 个月身高共增长 3cm，前后对比差异明显，可见在本例患儿身上中药对身高增长有明显的促进作用。患儿脏腑功能尚未完全恢复，却未在医生指导下自行停药是不对的，应继续服药调理巩固疗效。观其脉证，待病情平稳，脏腑功能恢复，方可试行停药，但一般来说无须终生服药。

【学生丁】二诊中您从何处辨患儿脾胃亏虚之证？

【教授】脾胃为"后天之本"，是气血生化之源，影响生长发育。矮小症患者多存在后天脾胃不足，调治脾胃乃其治疗大法；"脾常不足"是小儿的病理特点，患儿兼有肝气不舒，肝郁日久，横克脾土，更会加重脾胃损伤；胃为水谷之海，应该百谷入胃，患儿挑食，也可反映其脾胃应有所不足，所以给与小建中汤健运脾胃。

【学生戊】您在补益中焦时也常用桂枝汤，为何此处用小建中汤？

【教授】小建中汤以"建中"命名，可见其温补中焦之力量强。《金匮要略》载："虚劳里急，悸，衄，腹中痛，梦失精，四肢疼，手足烦热，咽干口燥，小建中汤主之。"小建中汤用治"虚劳"病，说明了该方善补益，由桂枝汤倍芍药加饴糖演变而成，饴糖甘甜，补虚健脾，可见补益中焦之力较桂枝汤强。饴糖尚能改善汤药口感，以便患儿饮服，所以选择了小建中汤。

【学生己】小儿本应无忧无虑，然患儿却情绪忧郁，社会上出现情志问题的青少年也越来越多，这是为何？

【教授】本例患儿出现情绪忧郁是因为自身身高因素使其内心产生自卑感，不愿与他人相处导致。同时，社会上情志忧郁，甚至有自闭倾向的青少年越来越多，多与缺乏关爱、缺乏交流、心理障碍等各种自身的或外界的因素相关。中医认为抑郁多数与肝郁与有关，清代医家黄元御在《四圣心源》一书中认为肝属"厥阴风木"，并提出"风木者，五脏之贼，百病之长。凡病之起，无不因于木气之郁"，指明了肝郁的危害，强调了调达木气的重要性。因此，对于情志异常的青少年，应及时寻找病因，针对性地给予处理，必要时给以心理辅导或者药物治疗。

【学生庚】民间认为"海马"对小儿骨骼的生长效果良好，您认同吗？

【教授】《本草新编》中说："海马入肾经命门，专善兴阳。"其能补肾壮阳，调气活血，本例患儿以阳虚为主，可以服用海马。现代研究表明，海马能增加激素水平，对骨的生长有良好的作用，但这类药物要在专科医生的指导下运用，如果运用不当，也可使小儿出现性早熟，就会适得其反。

【学生辛】现代研究发现温肾健脾法在治疗矮小症效果良好，是否临床无须辨证？

【教授】不是的！中医强调辨证论治，不应只看"病"就处方。调治肝脾肾为治疗矮小症的大法，"温肾健脾"是其中的一种治法，患者也可存在肾精不足、肾阴虚，阴阳两虚、脾阳虚等证型，治疗上则有补肾填精、滋补肾阴、阴阳双补、温补脾阳的区别，故仍需辨证论治。

（谢君成）

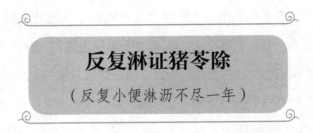

反复淋证猪苓除

（反复小便淋沥不尽一年）

诊断现场

患者姜某，女性，57岁，职员，因"反复尿频尿急伴下腹痛1年，再发1周"于2015年10月24日就诊。

患者自述1年前，无明显诱因反复出现渐进性尿频、尿急，以夜尿为主，淋沥不尽，影响睡眠，伴下腹部隐痛。患者曾多次求诊，西医诊断为"急性膀胱炎"，予口服头孢类抗生素治疗后，症状可缓解，但易反复发作，1周前尿急尿频，下腹部隐痛再发，遂来寻求中医药诊疗。

刻下：神志清楚，精神一般，尿频、尿急，夜尿较多，淋沥不尽，影响睡眠，无尿痛、排尿不畅、尿热感，伴下腹部隐痛，疼痛尚可忍受，喜温喜按；口干口苦，伴咽部异物不适感，烦渴多饮，喜热饮，畏寒，四肢冰凉，有潮热，无盗汗，四肢麻木，颈项酸软不适，偶有胸闷心悸，无咳嗽咯痰，无发热恶寒，无腰部疼痛，无恶心呕吐，无腹胀腹泻，双下肢稍水肿。纳可，眠差，大便正常。舌质红，舌苔薄，舌下络脉未见异常，脉细弱。

辨证论治

【学生甲】患者以"尿频尿急"为主症，临床上该如何辨治？

【教授】本病属中医学"淋证"范畴。淋证是以小便频急、淋沥不尽、尿道涩痛、小腹拒急、痛引腰腹为主要临床表现的一类病症，反映的是膀胱湿热，阴血不足的病机。淋证分为热淋、气淋、石淋、膏淋、劳淋。本例患者偏向于劳淋，治当补脾益肾，方常拟无比山药丸加减，但患者病情错综复杂，单纯的补益并不足以应对。《金匮要略·消渴小便不利淋病脉证并治》："淋之为病，小便如粟状，小腹弦急，痛引脐中。"本病缘患者湿热蕴结下焦，膀胱气化不利，出现尿频尿急，下腹隐痛；素体阴虚，津液耗伤，遂见潮热，夜尿频多；湿热郁蒸，少阳枢机不利，故见口干口苦，烦渴多饮；另因患者年近花甲，久病体弱，脾肾亏虚，故见喜热饮，畏寒，四肢冰凉；舌质红，苔薄，脉细弱为阴虚热结之征象。

本证为下焦的阴虚水热互结证，《伤寒论》第 223 条有云："若脉浮发热，渴欲饮水，小便不利者，猪苓汤主之。"中医治疗以"利水养阴，健脾补肾"为法，拟猪苓汤加减：

猪苓 15g，滑石 30g（包煎），茯苓 20g，阿胶 10g（烊），泽泻 30g，桂枝 10g，白术 10g，炙麻黄 6g，杏仁 10g，党参 30g，台乌 10g，菟丝子 15g，补骨脂 15g，淫羊藿 15g，枸杞 15g。

5 剂，水煎温服。

服药后，患者自觉尿频尿急症状改善，口干欲饮症状减轻，守原方 15 剂。3 月后追访患者得知，尿急尿痛症状消失，仍偶有口干口苦症状。

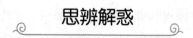

思辨解惑

【学生乙】本例患者小便频多，为何不缩尿反利尿？

【教授】此处运用了"通因通用"这一反治法。《素问·至真要大论》："寒因寒用，热因热用，塞因塞用，通因通用，心伏其所主，而先其所因。"通因通用是指用通利药治疗具有实性通泄症状的病症，适用于食积腹痛，泻下不畅及膀胱湿热所致尿急、尿频、尿痛病症等。《素问·灵兰秘典论》："膀胱者，州都之官，津液藏焉，气化则能出矣。"本例患者因湿热蕴结下焦，膀胱气化不利，出现反复尿频尿急，现用利尿通淋之法，使湿热之邪从小便排出，邪去正胜，膀胱气化功能得到恢复，则能够正常储存尿液，通过气化作用将其排出体外，尿频尿急症状得到改善。

【学生丙】本次处方猪苓汤与五苓散合用，老师是如何考虑的？

【教授】五苓散证和猪苓汤证都有小便不利、口渴、脉浮发热，病位都在下焦，都有膀胱气化不利的表现。对于这种病情反复、迁延难愈的症状，我经常喜欢将五苓散和猪苓汤同用来治疗，可以算是寒温并用。因为这类患者病程比较长，反复发作，病久会发热，同时又有阴虚或者阳虚，或者有时候寒热不容易辨清楚，所以把两个方合在一起用，就不会有寒热的偏颇。治则上，五苓散证重在化气兼解表，猪苓汤证偏于育阴清热。本例患者反复出现小便频急，夜尿量多，淋沥不尽，虽有潮热，并无大量汗出，为典型的"猪苓汤证"，治当清利下焦湿热，淡能利湿，寒能胜热，方中五味药多为淡寒之品。而患者素体畏寒，喜热饮，四肢冰凉，为脾肾阳虚的体质，加入桂枝温阳化气，白术健脾利水，在组方上猪苓汤和五苓散合用，一寒一热，既能祛下焦之湿热，又能增强膀胱的气化功能，以达到祛邪不伤正的效果。

【学生丁】方中加入麻黄、杏仁和党参这三味药的用意是什么？

【教授】此为提壶揭盖法，是指用宣肺或升提的方法通利小便的一种借喻。《素问·经脉别论》曰："饮入于胃，游溢精气，上输于脾，脾气散精，上归于肺，通调水道，下输膀胱。水精四布，五经并行，合于四时五脏阴阳，揆度以为常也。"肺与脾、肾、三焦、膀胱等脏器分司水液代谢，维持水道的通调。肺主气，为水道的上源，在肺气闭阻，肃降失职，影响其他脏器的气化失司的情况下，可出现喘促胸满、小便不利、浮肿等症，治疗应先宣发肺气，肺气得宣，小便得利，故喻为提壶揭盖。金元名医朱丹溪的医案则提到："一男子病小便不通……此积痰在肺，肺为上焦，而膀胱为下焦，上焦闭则下焦塞，譬如滴水之器，必上窍通而下窍之水出焉。"肺为气之主，上焦闭塞，气机不能升；因此下焦也闭塞，气机不能降，最终导致了小便不利。本例患者长期小便不利，夜尿频数，双下肢稍水肿，用党参、麻黄、杏仁补益中气，升提气机，解表宣肺，肺气一宣畅，水道通调，小便正常，水肿得消。

（陈玉甜）

产后心悸复脉汤

（心悸气短伴乏力两周）

诊断现场

患者杨某，女性，28 岁，2 月前行剖宫产术，因"心悸气短伴乏力 2 周"于 2014 年 12 月 10 日就诊。

患者 2 个月前行剖宫产术，术后恢复可，上月因受凉后出现鼻塞流涕，伴有头晕，恶寒，无发热，无恶心呕吐，无胸闷心悸。患者自行服中药汤剂（具体不详）后，上述症状逐渐缓解。2 周前患者无明显诱因逐渐出现心悸头晕，气短乏力，伴手足汗出，质清冷，无发热，稍恶寒，倦怠喜卧，休息后无明显缓解，遂来我院寻求进一步治疗。所查血常规、肝肾功能、心酶五项、心梗指标、心脏彩超均未见明显异常。查心电图见：窦性心律，频发室性早搏。24 小时动态心电图：①窦性心律；② 频发室性早搏，频发三联律，偶发二联律，极偶发成对。

刻下：神清，精神疲惫，心悸头晕，气短乏力，伴手足汗出，质清冷，无发热，稍畏寒，倦怠喜卧，寡言少语，面色㿠白，爪色唇甲淡白无华，无胸闷胸痛，无咳嗽咳痰，无恶心呕吐，纳呆，眠差，多梦，健忘，小便调，大便溏，舌淡红苔薄白，脉细结代。

辨证论治

【学生甲】患者出现频发室早，中医方面该如何辨治？

【教授】患者以"心悸气短"为主症，属于中医学"心悸病"范畴，证型为阴阳两虚证，治当滋阴养血，益气温阳。《伤寒论》第177条："伤寒脉结代，心动悸，炙甘草汤主之。"从西医来讲，这是一个心血管系统的病变，脉结代就是心律失常，而从中医来讲，心律失常有两个方面：一是属阳的，心律不齐伴脉律较快，称促脉；另一种就是结代脉，属阴脉，脉律不齐，有规则的叫代脉，没有规则而跳得比较缓的叫结脉。心失所养，脉道不通，所以悸动不安。《景岳全书》："产后气血俱去，诚多虚证，然有虚者……概行大补，以致助邪。"缘本例患者产后不久，冲任血虚，胞脉失养，血脉无以充盈，加之阳气不振，无力鼓动血脉，脉气不相接续，故脉结代；阴血不足，心体失养，或心阳虚弱，不能温养心脉，故心动悸，治当气血阴阳并补，拟炙甘草汤加减，处方如下：

一诊：炙甘草30g，生姜15g，桂枝15g，麦冬30g，陈皮10g，生地黄30g，大枣30g，阿胶10g（烊化），米酒500mL，茯苓20g，丹参15g，苦参10g，甘松15g，煅龙骨30g（先煎），煅牡蛎30g（先煎），干姜10g，红参10g（另炖服）。

3剂，水煎服，每日1剂，每日2次。

二诊：患者诉服药后，心悸症状逐渐改善，但有怕冷怕风，无手汗出，双足汗出同前，头晕，腰膝酸软，大便稀烂，每日3～4次，饭后明显，舌红苔薄白，脉沉细。拟方桂枝加葛根汤合四逆散加减，处方如下：

桂枝15g，赤芍15g，生姜15g，大枣15g，炙甘草10g，葛根60g，柴胡 10g，枳壳 10g，茯苓 30g，炒白术 15g，五味子 10g，干姜 10g，当归 15g，川芎 15g，丹参 15g，熟附片 10g（先煎）。

3 剂，水煎服，每日 1 剂，每日 2 次。

三诊：患者服药后诉心悸好转，仍有气短，头晕乏力，手足冰冷，腰膝酸软，无手汗出，双足汗出较前好转，舌淡红苔薄白，脉沉细。拟方桂枝甘草龙骨牡蛎汤合五参汤加减，处方如下：

桂枝 30g，赤芍 15g，生姜 15g，大枣 30g，炙甘草 30g，生地黄 50g，熟附片 10g（先煎），生龙骨 30g（先煎），生牡蛎 30g（先煎），丹参 15g，沙参 15g，苦参 10g，太子参 15g，红参 10g（另炖），甘松 15g，柴胡 10g，干姜 10g，茯苓 20g。

5 剂，水煎服，每日 1 剂，每日 2 次。

服药后患者诉无明显心悸，无气短乏力，无头晕头痛，无手足汗出。2 月后复查心电图见：窦性心律，大致正常心电图。2018 年 3 月回访，患者未再复发。

思辨解惑

【学生乙】炙甘草汤的治法特点是阴阳双补，但是方中阴药的用量要多于阳药，这是为何？

【教授】这体现了阴中求阳的思想。本方中的阴药用得确实很多，生地黄、阿胶滋阴养血，炙甘草益气养心，人参、大枣益气养血，麦冬滋养心阴，麻仁滋阴润燥，而阳药只有桂枝、生姜温阳通气。张景岳在《景岳全书·补略》中有云："善补阳者，必于阴中求阳，则阳得阴助而生化无穷；善治阴者，必于阳中求阴，则阴得阳升而泉源不竭。"炙甘草汤治疗心的阴阳两虚，体现的是阴中求阳。我们讲五脏虽然多的是功能概念，但仍然是有形为之宅的，尤其是讲到心主血脉的功能时，更是侧重于有形之心体的失养，所以一定要用阴药来滋养，然后以少火生气，阴中求阳，慢慢养心火，如果用太多阳药，反而可能更加耗损心阴心气。

【学生丙】方一中的"米酒"用意是什么？

【教授】炙甘草汤的煎服法中用"清酒七升，水八升"，差不多水酒各半。仲景时代常用的酒有三种，一种是米酒，又称醪酒，一种是白酒，一种是清酒。米酒就是现在家里自酿的那种连渣带汤的糯米酒，可以直接喝，有滋养作用，可以滋补脾胃，还可以温阳通络，如果加上阿胶、红枣、桂圆肉，又可以补血，本身是阴和阳都可以补的。白酒不是今天的蒸馏白酒，而是酿造时间比较久，冬酿春成，《金匮要略》里瓜蒌薤白白酒汤用的就是白酒。清酒酿造时间更长，冬酿夏成，陈久者良，所以也有人说清酒是清醇的陈米酒，此处用的是米酒。有人可能会觉得加酒以后会有很重的酒味，对于不喝酒的人好像难以接受，其实在煎煮过程中酒精都挥发掉了，喝起来并不会有酒味。有学者分析，这是最早用乙醇提取药物的记载。中药中不同的成分，溶剂不同，其提取的成分也是有所不同的，如果单纯用水提，可能有些成分就出不来。所以此处用酒一是用来滋补脾胃，二是用来温阳通络，三是以助药力。

【学生丁】二诊中老师变更处方，有何用意？

【教授】《诸病源候论》："触冒寒气而为病，谓之伤寒。产妇血气俱虚，日月未满，而起早劳作，为寒所伤，则啬啬恶寒，翕翕微热，数日乃歇。"患者产后摄生不慎，感受风寒，邪气入里，冲任失于温煦，气血阴阳均不足，导致卫气不固，营血不能润养而见怕冷，怕风，双足心汗出，伴有头晕、腰膝酸软等症状，如《伤寒论》第14条所描述的"太阳病，项背强几几，反汗出恶风者，桂枝加葛根汤主之"，遂选用桂枝加葛根汤来调和营卫、扶阳固表。患者的苔薄白，脉沉，但舌质稍红，似是有热，这与本身气机的不调畅有莫大的关系，虽然患者服用炙甘草汤以滋阴补阳，可是阳气没有很好地流通，郁遏在里，所以就会有一点上火的表现，这时候就要用四逆散。《伤寒论》第318条："少阴病，四逆，其人或咳，或悸，或小便不利，或腹中痛，或泄利下重者，四逆散主之。"联系本案例中的患者，刚好符合原文中的四逆散或然证中的"悸者，加桂枝五分"，这里提到的悸，是因为阳气郁遏，气机不畅而引起的，所以此处用到了四逆散通阳理气，调和肝脾。

【学生戊】三诊的组方中有用到五参汤，老师是如何考虑的？

【教授】五参汤最早是孙思邈《千金翼方》的"五参丸"发展而来的，由人参、沙参、苦参、玄参、丹参组成，有益气养阴、清热解毒的功效，用于治疗心慌心悸、气短乏力、胸闷胸痛、头晕多汗等症状。此处用太子参易玄参，是缘于玄参寒凉，偏于清热解毒，且有碍胃之虞，而太子参性温，味辛、苦，归心、胃经，有补气健脾、生津润肺的功效。太子参能提高人体免疫功能，改善人体的心功能，临床上常用来治疗病后体虚、脾虚腹泻、心悸自汗等病，故此处用太子参更为恰当。

（陈玉甜）

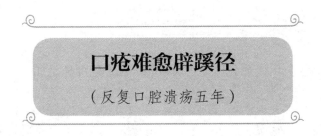

口疮难愈辟蹊径

（反复口腔溃疡五年）

诊断现场

患者曾某，男，36岁，现役军人，于2017年4月9日初诊。

患者自2012年起，口腔开始出现小面积溃疡，以口角多发，约绿豆大小，采取含服西瓜霜含片、多吃蔬菜水果、少吃辛辣等方法，3～5天可痊愈。2014年下半年起，溃疡面积增大，大约黄豆粒大小，周期长，反复1月难愈，药物效果减弱，先后采用猕猴桃、绿豆汤、牛黄解毒片、安利复合维生素片、西瓜霜喷剂、中药、康复新液、牛初乳胶囊等多种食疗及药物方法，效果不佳。近3月口腔溃疡反复发作，面积较前增大，大小约2cm×1cm，黏膜破溃、疼痛。2017年3月9日就诊于上海九院，诊断为"重型口疮"。予甲泼尼龙8mg qd口服，服用10天后效果欠佳，故停用。后改中药口服，连服10剂后诉病情稍有好转。现来我处就诊。

刻下：神清，精神一般，右嘴角口腔黏膜破溃，大小约2cm×1cm，疼痛难忍。口不干，偶有口苦，喜热饮。无发热恶寒、头晕头痛、心慌胸闷，容易心烦急躁，纳眠可，小便正常，大便不成形，1日1次。舌质淡嫩水滑，舌苔中心白腻，脉缓。既往体健，无特殊病史。

辨证论治

【学生甲】现代社会口疮之病频频可见，老师您是如何辨证思考此类疾病的？

【教授】如病案中患者一般，口疮经久不愈，治疗反反复复者确实多见。西医学认为口腔溃疡的发生与局部创伤、精神紧张、食物、药物、营养不良、激素水平改变等有关。本例患者经过饮食、药物甚至激素治疗后效果仍不佳，遂转中医治疗。在诊治中我们就应当细心辨证，方可有的放矢。口疮一般多责之火热之邪，《素问·五常政大论》曰："少阳司天，火气下临，肺气上从……鼻窒口疮。"此为热也。《素问·气交变大论》又云："岁金不及，炎火乃行，生气乃用……民病肩背瞀重……复则寒雨暴至，乃零冰雹霜雪杀物，阴厥且格……民病口疮，甚则心痛。"此为寒也。因此，治疗口疮寒热虚实要辨清楚，不能一见口疮之病就投以寒凉清热之品。此患者无其他明显不适症状，察其舌脉，舌淡嫩水滑，苔中心白腻，脉缓，另有大便不成形，此为寒湿中阻，痰饮为患。观其之前诊疗方案，比如服用绿豆汤水、牛黄解毒片、西瓜霜喷剂，多为清热解毒泻火之品，病初还可服用，短期就见效，之后则愈加难以奏效，恐其不仅为火热之邪，从常规口疮宜清热泻火之法治之，其效甚微。问诊患者口干与否，答曰"不觉口干"，乃知非邪热炽盛，问其若饮水喜凉喜温，答曰"温"。此处也印证了舌脉的合理性，患者不似一般口腔溃疡之热邪壅盛，而是寒湿阻滞，痰浊中阻。故治以温化水饮，散寒通滞。方药选用柴胡桂枝干姜汤合阳和汤加减治疗。

具体方药：

柴胡10g，桂枝10g，干姜10g，黄芩10g，天花粉15g，生牡蛎

20g（先煎），炙甘草6g，炙麻黄10g，鹿角胶10g，熟地黄20g，白芥子10g，肉桂10g，雄黄0.5g（冲，不见火）。

7剂，每剂中药复煎1次，前3剂纳雄黄，其后服用则不加雄黄。

2017年6月9日复诊：患者口腔溃疡较前明显好转，溃疡面积已缩小大半，纳眠可，二便正常。舌淡红苔薄白，脉缓。上方去阳和汤，加生地黄、熟地黄各20g，天冬、麦冬各30g，藿香根15g，建曲10g，改麻黄6g。煎服法如前，前3剂加雄黄0.5g，冲（不见火）。（患者治疗前后照片对比可见书后"附录"）

思辨解惑

【学生乙】老师既以温化水饮，散寒通滞为法，何不单用阳和汤，而合以柴胡桂枝干姜汤？

【教授】阳和汤是《外科证治全生集》里面治疗阴疽的名方，具有温阳补血，化痰通络的功效，对局部或全身有一系列虚寒诸证，如肌肉、筋骨、血脉，皆有良效。本例口疮迁延日久，反复不愈，已达5年，舌质淡嫩水滑，苔中心白腻，辨证为虚寒之证，所以此处使用很是恰当。为何合用柴胡桂枝干姜汤？我是这样考虑的：

《伤寒论》147条曰："伤寒五六日，已发汗而复下之，胸胁满微结，小便不利，渴而不呕，但头汗出，往来寒热，心烦者，此为未解也，柴胡桂枝干姜汤主之。"这个方一共是七味药，用意却有寒温并用，柴胡、黄芩两味凉药清解少阳胆热；干姜、桂枝两味温药通阳散寒，温化水饮；牡蛎、天花粉同用又可以逐饮散结。本例患者表现为口疮迁延难愈，反复发作，观其病机，以寒湿为主，但也有热。局部溃疡的红肿热痛为热，舌脉体现的为水饮寒湿，若仅以阳和汤温阳补血、散寒通滞治之，恐怕也难以取得良效。故使用柴胡桂枝干姜汤体现寒热并用之法。其实柴胡桂枝干姜汤本身有水饮内停、阴虚、气郁三个方面的病机，患者如果既有少阳证，又有太阴的不足，可以先补后和，方中用了干姜、炙甘草相当于半个理中汤。刘渡舟教授提出了胆热脾寒的概念是从脏腑的角度把握的，刘老善于运用这个方治疗肝病，一般而言患者多用柴胡剂，另外这类患者消化不好，大便烂，怕冷，舌质淡嫩，所以柴胡桂枝干姜汤很好用。我在临床上也用得很多，除了肝病以外，治疗很多疑难杂病，只要辨证准确即可。

【学生丙】 患者第二次复诊，老师何以变更处方？

【教授】 中医讲究辨证论治，我们在实战中更要注重整体观和恒动观。根据病情的变化来调整用药。本例患者经一诊治疗后，寒湿之邪已祛除大半，再用恐伤其阴液。故停用阳和汤，加用麦冬、天冬滋养肺胃之品，而未去麻黄，是因为寒湿未尽，我喜欢用麻黄助汗出表解，同时有鼓舞阳气之意。在二诊处方中我还用了建曲一药，这个药我也很喜欢。它产于福建泉州，是由枳壳、枳实、香附、白芍、莪术、首乌、白扁豆、延胡索、槟榔、良姜、青皮、川椒、大黄等四十多味药研为细末，加入碾碎的赤小豆、小麦、麦皮、面粉，再用青蒿、赤柱草、苍耳草煎汤，与上药和匀充分发酵，其性温，味苦，具有健脾消食、理气化湿、解表的功效。所以在此处应用恰到好处，可帮助患者运化中焦水湿，健运脾胃。

【学生丁】 雄黄在如今处方中很少见，老师为何用之？

【教授】 雄黄，《本草纲目》谓其为"治疮杀毒要药"，《本草经疏》曰："雄黄……应是辛苦温之药，其主寒热，鼠瘘，恶疮，疽痔，死肌，疥虫䘌疮诸证，皆湿热留滞肌肉所致，久则浸淫而生虫，此药苦辛，能燥湿杀虫，故为疮家要药。"我少用雄黄，但是每每取奇效。西医学研究表明，雄黄有抑制多种皮肤真菌的作用。其实，我在这里使用雄黄，一是因为它有解毒疗疮之功，大家知道我国江浙地区五月五端午节都要喝雄黄酒，就是用研磨的雄黄粉末泡制的白酒或黄酒，其实就是因为它有解毒杀虫疗疮的效果；二是它能温补阳气，激发人体自身的阳气，驱散寒湿。但是要注意的是，它性热有毒，不能大面积涂擦及长时间持续使用。所以我只是让患者在前 3 剂的时候加雄黄。另外，此药切忌火煅，因为烧煅后即分解氧化为有剧毒的三氧化二砷，因此我在处方中强调不见火。

【学生戊】大多口疮具有复发性，应该如何减少其复发频率？

【教授】口疮看起来是个小病，但是患者一旦发病，溃疡处疼痛难忍，影响说话、进食，会给患者身心带来痛苦。广东也常见复发性口腔溃疡的病症，因广东地处湿热的岭南地区，夏季湿热更甚，大多数人喜喝冷饮解热。加上一旦出现口腔溃疡这一类民间认为"上火"的病症，人们喜欢喝凉茶清热降火，初服还可见成效，日久服之，则损伤脾胃，土气太薄，土不伏火，虚火上浮，便容易出现复发性口腔溃疡。在我看来，口疮虽是局部性的病灶，但它也是全身情况的一个反映。《内经》言："正气存内，邪不可干；邪之所凑，其气必虚。"易发口腔溃疡的人多为素体阴虚，或是阳盛火热之人，也就是虚火和实火为犯，而实火易清，虚火难疗。所以在临床上有如此病情的人应从调理体质做起，急则治标，急性期针对溃疡给药；慢性未发期可以丸散缓图，缓则治本。另外就是口疮的诱发因素，这类患者多嗜食辛辣肥甘，易生痰化湿蕴热，郁热外发则生溃疡，痰湿内蕴则病邪缠绵难愈。因此，对于复发性口腔溃疡，首先是要养成良好的作息习惯，适当锻炼身体，固护人体本身的正气。其次就是注意治疗方案的选择，切勿乱用方药及滥用激素，尤其是应注意不过度服食寒凉之品，比如一味地喝凉茶败火。苦寒之物容易伤阴，更容易伤脾，脾胃不好，溃疡之类的病症则如影随形。

（王彩娣　曾钰皓）

麻黄升麻巧治咳

（麻黄升麻汤治疗反复咳嗽病例二则）

诊断现场

案例 1

患者刘某，男性，62 岁，退休人员，因"反复咳嗽 20 年，再发半个月"于 2018 年 1 月 9 日就诊。

患者自诉过去 20 年每逢冬天或气温骤降均可诱发咳嗽，曾多次诊断为"肺炎、支气管扩张"，西医抗感染及对症治疗后症状可缓解，但易复发。半月前因感冒出现咳嗽咳痰，痰色淡黄，质黏，咽干，夜间呛咳明显，影响睡眠，偶有胸闷气促，休息后稍有缓解，特来寻求中医诊疗。

刻下：神志清楚，精神一般，咳嗽，干咳少痰，质黏，咽痒，夜间呛咳明显，影响睡眠，偶有胸闷气促，休息后自行缓解；口干口苦，自觉口中有异味，偶有耳鸣，烦躁易怒，无明显发热恶寒，无恶心呕吐，纳一般，眠差，大便质稀，小便清长，舌暗少苔，脉细弦。

处方：

蜜麻黄 6g，升麻 15g，当归 15g，天冬 15g，玉竹 15g，赤芍 20g，生石膏 30g（先煎），知母 15g，黄芩 10g，茯苓 30g，桂枝 10g，白术 10g，炙甘草 6g，干姜 10g。

5 剂，每日 1 剂，每日 2 次，早晚分次温服。

1 周后复诊，症状明显减轻，嘱其守原方 7 剂。1 周后电话追访诉已愈。3 月后回访，未再复发。

案例 2

患者张某，男性，71 岁，退休人员，因 "咳嗽咯痰伴气促 1 周" 于 2018 年 1 月 9 日就诊。

患者既往有慢性阻塞性肺病病史，西医给予抗感染、化痰止咳等治疗后好转，但仍不时有咳嗽咳痰，多于天气变化时发作。1 周前出现咳嗽，咯白痰，量少质稠难咯出，气促，活动后加重，无发热恶寒，无下肢水肿，症状呈进行性加重，特来寻求中药治疗。

刻下：神清，精神疲倦，咳嗽，咯黄痰，量少质稠难咳出，咽干，易汗出，稍气促，活动后加重，偶有夜间阵发性呼吸困难，休息后自行缓解，口干口苦，喜冷饮，无发热恶寒，无潮热盗汗，无胸闷胸痛，纳少，易腹胀，喜温喜按，睡眠差，夜间尿频，4～6次/晚，每次尿量少，色清，无尿急、尿痛，大便时干时稀，稀便居多，舌尖红，舌苔薄白，脉弦滑。

处方：

蜜麻黄 6g，升麻 15g，当归 20g，天冬 15g，玉竹 15g，白芍 15g，生石膏 30g（先煎），知母 10g，黄芩 10g，茯苓 20g，桂枝 10g，白术 10g，炙甘草 6g，干姜 10g。

5 剂，每日 1 剂，每日 2 次，早晚分次温服。

1 周后复诊，症状明显减轻，嘱其守原方 12 剂。1 个月后回访，未再复发。

辨证论治

【学生甲】 两则案例中患者症状相似，老师是如何辨治的？

【教授】 上两位患者皆以"咳嗽咯痰"为主症，痰质黏稠，色黄，难以咯出，咽干咽痒，为肺胃实热灼伤津液，邪扰上焦的表现；大便质稀，为脾阳不足致中焦虚寒，水湿不化，清浊不分之候。《伤寒论》第357条："伤寒六七日，大下后……咽喉不利，唾脓血，泄利不下者，为难治，麻黄升麻汤主之。"此为典型的阳气内郁，肺热脾寒的上热下寒、正虚阳郁之证，治当发越阳郁，清上温下，方拟麻黄升麻汤。

麻黄升麻汤是《伤寒论》中最复杂的一首方剂。麻黄、升麻两味药主要强调辛散祛邪，方中还含有白虎汤的意思；麻黄升麻汤证热在肺胃，所以方中石膏、知母清胃热，又用黄芩清肺热；再加玉竹、当归、芍药、天冬养血活血，以及针对中焦虚寒的苓桂术甘汤加干姜。这个方的药味比较多，但是每味药的用量都不大。仲景组方的特点，小方子中每味药的剂量往往很大，而且救命的时候往往要顿服，譬如桂枝甘草汤、干姜附子汤这类，实际用量当于一般用量的3倍。而大方子中每味药的剂量往往很小，乌梅丸虽然用到300枚，但最后是做成丸药，每次只吃几丸，实际用量并不大。这里的麻黄升麻汤药味同样很多，但用量最大的麻黄也只有二两半，另当归、升麻均为一两六铢，其他药物则是精确到分、铢，这在仲景方中是比较少见的，而且即使是这么小的量还要分温三服。药味多、剂量轻是本方的特点。在临床上我们使用麻黄升麻汤不一定要看到咳吐脓血，只要抓住肺胃有热、脾有寒，再加阳气内郁的病机，就可以使用麻黄升麻汤。案例1中刘某素有慢性肺炎病史，宿痰作祟，痰阻肺络，气滞血瘀，久咳入络生瘀，遂见舌暗少苔，脉细弦，兼有肺热，方中取赤芍清热活血散瘀；而案例2中张某平时咳嗽咯痰后易汗出，津液耗伤，阴液亏虚，且患者年过古稀，正气亏虚，血气不足，遂见舌质红舌苔干黄，脉弦滑，方中取白芍养血敛阴止汗。

思辨解惑

【学生乙】临床上应该如何治咳嗽？

【教授】咳嗽是一个常见症状，咳是有声音而没有东西出来，嗽是有东西出来而没有声音，经常合在一起出现。咳嗽看起来是很简单的病证，但实际上牵涉到各种病因和多个脏腑。如果是感冒导致的咳嗽，或许可以吃几剂药就能痊愈，但如果不小心误治或者失治，那么情况就糟糕了，治疗起来非常棘手。古人有云"诸病易治，咳嗽难医"，可见不能小看咳嗽。平时我还是喜欢使用伤寒经方来治疗咳嗽。一般而言，如果出现咳嗽，干呕，发热，小便不利甚至咳喘，那么属于外寒束表，饮邪上犯，肺气不降，可以用小青龙汤外散表寒，内化水饮。如果咳嗽，往来寒热，胸胁苦满，心烦喜呕，脉弦，考虑邪在半表半里，导致三焦通调失职，水道不利而犯肺，治疗用小柴胡汤去人参、大枣和生姜，加五味子和干姜。如果咳嗽喘促，甚至不能平卧，四肢沉重疼痛，下利，小便不利，辨证为阴寒内盛，水饮内停，上逆犯肺，可以用真武汤加五味子、干姜和细辛。如果咳嗽，心烦，睡不着，口干，呕吐，考虑是阴虚水停，水热互结而上迫于肺，用猪苓汤。如果咳声高亢，四肢轻微发凉，肚子痛，考虑是肝气郁结，三焦失畅而肺气上逆，选用四逆散加五味子、干姜。总之，治疗咳嗽必须要分清表里、寒热、虚实，并且明确病位，紧扣病因，强化六经辨证。本案例中的两位患者，均有多年的慢性肺系疾病史，咳嗽迁延日久，传变到厥阴肝经，肺胃有热，上犯咽喉，咳嗽咳痰；中焦脾寒，运化失司，大便稀溏，这是很明显的上热下寒之证。而厥阴病最本质、最常见的证候就是寒热错杂证，病证复杂，寒热虚实都有，清热会伤阳，温阳又助热，正如尤在泾所言："阴阳上下并受其病，虚实寒热混淆不清，欲治其阴，必伤其阳，欲补其虚，必碍其实。"所以仲景曰"难治"，理在其中矣。故此处用麻黄升麻汤清上温中，健脾益气养阴，润肺清热，效果不错。

【学生丙】"久咳不愈，重用当归"，是否正确？

【教授】当归性温、味甘辛，归心、肝、脾经，功效为补血活血、调经止痛，为妇科要药，但很少人想到当归还能治咳。《神农本草经》云："（当归）主咳逆上气。"且《本草从新》中有当归"治虚劳寒热，咳逆上气"的记载，用于治疗久咳、夜咳，颇有良效，故本品亦可用治咳喘短气，常与祛痰止咳平喘药同用。如《太平惠民和剂局方》苏子降气汤，当归与苏子、半夏、厚朴等同用，治痰涎壅盛，咳喘气短，治肺肾阴虚，水泛成痰所致的咳嗽呕恶，喘逆多痰，痰带咸味。再如《景岳全书》金水六君煎，当归配熟地黄、陈皮、半夏等药，有补肺益肾、化痰止咳之功。其用法应以辨证施治为前提。当归为味甘辛、性温的血分药，故其治久咳、夜咳，必须是病证属寒，或阳气不足，或咳久耗伤营血、血郁而气滞者方可用之。《本草汇编》曰："当归，其味辛散，乃血中气药也，况咳逆上气，有阴虚阳无所附者，故用血药补阴，则血和而气降矣。"近代对当归进行实验研究发现，当归挥发油所含藁本内酯对气管平滑肌具有显著的松弛作用。综上，当归对于临床上治疗咳嗽是有一定的证据和疗效的，但是要建立在辨证的基础上，才能达到养血止咳平喘之功。

【学生丁】岭南医家少用麻黄，教授您有何心得？

【教授】麻黄性温，味辛、微苦，归肺、膀胱经，有发汗解表、宣肺平喘、利水消肿的功效，《神农本草经》："（麻黄）主中风、伤寒头痛，温疟。发表去汗，去邪热气，止咳逆上气，除寒热，破癥坚积聚。"临床上常用于治疗风寒感冒、胸闷咳喘、风水浮肿等病症。麻黄是张仲景常用的发汗药，书中记载的麻黄，在煎药的时候均要求先煎，去上沫，不然易引起汗出过多而"心烦"。而岭南地区医家多自成一派，认为岭南常年湿热，毛孔腠理开放，故使用麻黄较少，甚至有的医生一辈子都不敢使用麻黄汤。其实祛湿的渠道有很多，可以从二便，也可从表从汗解。广州中医药大学刘敏教授使用肾气丸治疗水肿时，就喜欢加用3～5g麻黄，利水效果明显增强。所以我们只要辨证准确，就可大胆使用。

（陈玉甜）

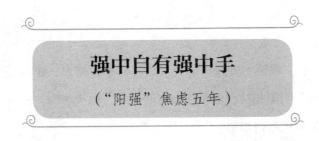

强中自有强中手

（"阳强"焦虑五年）

诊断现场

患者林某，中年男性，47岁，因"阴茎异常勃起5年"于2017年9月18日初诊。

患者既往有"慢性前列腺炎"病史5年余。失眠、焦虑病史4年余，一直口服唑吡坦5mg qd，草酸艾司西酞普兰片10mg qn。2007年诊断高脂血症，长期服用瑞舒伐他汀片10mg qn。有"颈椎病、腰椎病"病史10余年。患者自5年前开始出现夜间阴茎勃起，4～5次/晚，影响睡眠，晨起时症状消失，并出现情绪焦虑，症状呈进行性加重，甚至出现彻夜勃起，无法入睡。于外院求诊，诊断考虑"焦虑症、失眠"，给予抗焦虑、安眠等治疗，但上述症状未得到改善。5年来辗转多家医院求诊，均考虑"焦虑症""慢性前列腺炎"；并多次求诊于中医，多辨证给予"补肾、祛湿、养心安神"等治疗，均未取得明显疗效。

刻诊：神志清晰，精神较差，心情抑郁，情绪烦躁，胸胁苦满，头晕，呈昏沉感，无恶心欲呕、视物旋转，无意识障碍，无头痛，夜间阴茎异常勃起，4～5次/晚，时有口干口苦，腰酸腿软，胃纳差，严重影响睡眠，每天可睡约2小时，二便一般。舌质红，舌苔薄黄，边有齿印，脉弦紧。

辨证论治

【学生甲】本例患者因阴茎异常勃起而影响情志，此类患者辨证上多考虑与肾气阴阳相关，但该患者夜间出现，白天缓解，辨证是否与经气运行有关？该如何辨治？

【教授】《诸病源候论·消渴病诸候》中提到"强中"时说到"强中病者，茎长兴盛不萎，精液自出"，是指阴茎一直勃起不消之症状。该患者发病早期勃起症状为间歇出现，但愈发严重之后彻夜出现，与"强中"所描述之义有相似之处。"强中"多出现在消渴病患者，辨证多从"湿热""肾阴亏虚"考虑。其脏多考虑与肝肾相关。

该患者因夜间异常勃起，烦躁难眠，阳不入阴，白天精神疲惫，胸胁苦满，郁郁寡欢，阴不入阳，阴阳颠倒，各不守其位，而当分经论治。男子阳具属肝经，病多起于午夜，为厥阴肝经精气流注之时，当从厥阴论治，以"乌梅丸加减"，方中重用味酸之乌梅，酸入肝阴，蜀椒、细辛辛温，温可祛寒，黄连、黄柏性味苦寒，苦寒降逆，解气机逆乱所生之热；附子、桂枝、干姜皆为辛热之品，可增强温脏祛寒之功；当归、人参补养气血，且合桂枝以养血通脉，以解四肢厥冷，加入白术、山药健脾气，夜间服药，以助阳气潜藏。中药处方：

乌梅 15g，细辛 6g，黄连片 6g，附片 10g（先煎），桂枝 10g，红参片 10g（另炖），黄柏 10g，当归 15g，花椒 5g，白术 15g，山药 30g。

5 剂，水煎，睡前服。

白日阳气当发却伏，患者胸胁苦满、默默不欲饮食，脉弦，证属少阳。少阳为枢，主一身阳气生发，当以"小柴胡汤加减"，方中柴胡苦平，入肝胆经，透泄少阳之邪，并能疏泄气机之郁滞，使少阳半表之邪得以疏散，为君药。黄芩苦寒，清泄少阳半里之热，为臣药。柴胡之升

110

散，得黄芩之降泄，两者配伍，是和解少阳的基本结构。胆气犯胃，胃失和降，佐以半夏、生姜和胃降逆；患者久病体虚，正气本虚，阳亢夹有阴虚，改人参为沙参，配以熟地黄加强滋阴之力，炙甘草、大枣益气健脾，葛根、桂枝升清阳、通阳气。诸药合用，以和解少阳为主，使枢机得利，晨起服药，助阳生发。中药处方：

北柴胡 10g，北沙参 30g，白芍 20g，黄芩片 10g，大枣 10，葛根 60g，生姜 10g，炙甘草 6g，淫羊藿 30g，法半夏 10g，桂枝 10g，熟地黄 20g。

5 剂，水煎，晨起服。

患者后继服上方 3 个月，随访患者夜间阴茎勃起次数减至 1～2 次，起床小便后可缓解。情绪焦虑症状明显减轻，睡眠改善，每次睡眠 6～7 小时。嘱其守方续服。

半年后随访，患者精神明显好转，夜间偶有"强中"症状，发作时小便后即可缓解。

思辨解惑

【学生乙】"强中"当属生殖系统疾病，为何不从肾而治？ 老师为什么反而从肝论治？

【教授】"强中"本属生殖系统疾病，从肾论治本也无可厚非，但是疗效才是金标准。从该患者的诊治过程来看，前面已有不少医生从"肾"辨治而效果欠佳，汲取前人的经验教训，我们就得换一个思路治疗。提到阳强病，本应是生殖系统方面的疾病，但不可忽视该病对患者心理的影响，如该患者就有明显的焦虑。临床上我碰到不少"早泄"的患者，大多数患者都有很大的心理负担，因此该类患者多合有肝郁。而

强中自有强中手（"阳强"焦虑五年）

且肾主生殖，而肝经绕阴器，所以我在临床诊治此类患者时，除了从肾论治之外，同时也从肝郁这方面来论治。对于这个患者的治疗，患者情绪烦躁、焦虑、眠差，舌质红，脉弦紧，从辨证上看的确是合并有肝郁的。而且从该患者症状上看，阴茎异常勃起与我们平时所见的"挛急"之症亦有相似之处，"挛急"亦应从柔肝入手治疗。除此之外，现代医家还有从器官组织结构的解剖生理去构建六经体系的研究。我的博士研究生吴昶一直从事这方面的研究。并提出"三胚六经"学说，把"外中内三胚层"归纳为六经所属。外胚层外层分化为皮肤及其附属结构，属太阳；外胚层内层分化为神经内分泌腺，归为少阴。内胚层形成的原始消化器管归为太阴阳明。中胚层则包括血管、免疫、生殖、内分泌等系统，归为厥阴。同时还提到该学说应于中医"肝肾同源"及"命门学说"等，该理论经过大量临床实践，并取得显著疗效。根据该学说，生殖器系统疾病当归属"厥阴肝"。基于上面这几点考虑，对于该患者，我选择从肝论治，当然同时也要配合补肾的药物治疗。临床所见的"阳痿""早泄"等这类疾病也可按此思路辨证治疗。

【学生丙】本病白天使用小柴胡剂，舒展少阳之气；晚上睡前服用乌梅丸温养厥阴，本例患者为何要两方同用？

【教授】我们辨证过程中首先想到该患者有"肝郁"，郁则不达，郁则不通，当从少阳而治；少阳和厥阴两经互为表里关系，从这两点考虑，我从这两经切入治疗。肝郁多化火，如该患者出现烦躁、焦虑、舌红苔黄等一系列火热证候，但是火热日久必伤阴，阴伤则可见"挛急"之证。而阳虚亦可见筋脉拘急，《内经》提及"阳气者，精则养神，柔则养筋"，筋得阳气而柔，所以想到应给予温养厥阴，柔肝缓急，而且厥阴肝绕阴器，所以我考虑要从少阳和厥阴两经同时辨证治疗。患者白天阳郁不通，少阳证无疑；而厥阴经病，《伤寒论》言："厥阴之为病，消渴，气上撞心，心中疼热，饥而不欲食，食则吐蛔。下之利不止。"
乌梅丸治寒热错杂之证，其辛、苦、甘、酸同用，寒温并用，温大于
寒，其证见上热，则口渴不止，气上冲心、心胸热痛而知渴；见下寒，
则不欲食，下利；蛔虫上窜，故吐蛔；阳气不能达于四肢，故见四肢厥
冷。它的证候，尽管错综复杂，但归纳起来，不外乎两大类型：一是厥
与热交替发作，乃阴阳胜复，正邪消长的表现；二是上热下寒，因病邪
深入，阴阳错乱，失却正常的调节所致。患者辨证错综复杂，寒热虚实
具备，如用一个处方想涵盖如此复杂的病机，则药味过多，所以我用了
两个方子分别从少阳和厥阴两经治疗。白天少阳证主"开"，晚上厥阴
主"收"，日夜交替服用。

（黄寅鏊）

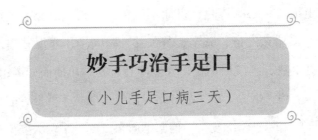

妙手巧治手足口
（小儿手足口病三天）

诊断现场

患儿蔡某，男性，5岁，因"发热，口腔、臀部及四肢疹出3天"于2017年9月24日初诊。

患儿于3天前无明显诱因出现发热，体温最高达39.3℃，高热不退，随后发现口腔黏膜内出现红色疱疹，逐渐延及臀部、肛周和四肢，伴微微汗出，质黏，无恶寒、咳嗽气促、腹痛腹泻等不适。当地医院诊断为"手足口病"，给予利巴韦林、克林霉素等药物治疗，体温有所下降，但仍保持低热，皮疹未见明显好转，遂来就诊。

刻下：低热，体温37.6℃，可见口腔黏膜、四肢、臀部、肛周疱疹，疹色红，中间有水泡，未见化脓，部分溃破，疱疹部位疼痛难忍，哭闹烦躁，微微汗出，质黏，肌肉酸痛，渴欲饮水，纳眠差，小便偏黄，大便溏，舌红苔黄腻偏干，脉滑数。

辨证论治

【学生甲】手足口病属中医学"浸淫疮"范畴，该患儿应如何辨证处方？

【教授】手足口病是由肠道病毒引起的传染病，多发生于5岁以下儿童，若失治误治，少数患儿会出现心肌炎、肺水肿、无菌性脑膜脑炎等并发症，个别重症患儿病情发展快，导致死亡，应当引起重视。此病归属中医学"浸淫疮"范畴，《金匮要略浅述》曰："浸淫疮，即湿热成疮之浸润蔓延者，与今之湿疹相似，小儿患者较多。"此病主要为感受湿热毒邪，充斥肌腠、四肢、口腔而致病，且小儿患病居多。《湿热病篇》提到"湿热之邪从表伤者，十之一二，由口鼻入者，十之八九，阳明为水谷之海，太阴为湿土之脏，故多阳明太阴受病"。可见该病湿热毒邪侵犯太阴阳明者为多见，本病主要由肠道病毒引起，故与太阴阳明关系密切，四诊合参，本例患儿病机应考虑为太阴阳明湿热毒邪蕴结。四肢、肌肉、口乃属太阴阳明之表，湿热毒邪外郁其表，故可见肌肉酸痛及皮疹等表现，湿性黏腻易恋邪，故汗出黏腻而身热不退，胃纳差、大便溏、舌红苔黄腻、脉滑数为湿热毒邪蕴结于太阴阳明之征象。治疗当以清热祛湿解毒为主。方拟柴胡桂枝汤合三仁汤加减：

柴胡 12g，党参 20g，桂枝 10g，黄芩 10g，大枣 10g，白芍 10g，生姜 10g，炙甘草 6g，葛根 15g，法半夏 10g，青蒿 15g，黄连 6g，杏仁 10g，白蔻仁 10g，生薏苡仁 30g，白花蛇舌草 15g，连翘 15g。

5 剂，每剂分 2 日服用。

外洗方：金银花 15g，生大黄 10g，枯矾 6g，连翘 15g，五倍子 10g，苦参 10g。

5 剂，水煎外洗。

2017 年 10 月 1 日复诊，患儿母亲诉服完 1 剂药后，体温已恢复正常，2 剂后疱疹消除大部分，后未见明显疱疹，余无明显不适，期间曾观察到患儿舌苔逐渐变薄变白。再诊时查看患儿舌淡红，苔薄白，脉弦，故不再处方，给以膏方调理善后。

思辨解惑

【学生乙】本病多为湿热毒邪壅盛，为何用含辛温辛散药物之柴胡桂枝汤治疗？

【教授】《伤寒论》第146条："伤寒六七日，发热、微恶寒、肢节烦痛、微呕、心下支结、外证未去者，柴胡桂枝汤主之。"张仲景把小柴胡汤和桂枝汤合起来，各取其原量的二分之一组成柴胡桂枝汤，一般用于治疗太阳少阳合病，然而临床上尚可用于水湿疾病的治疗。水湿为患多责之于肺、脾、肾及三焦。脾为水湿生化之源，三焦为水湿运行之通道，故治湿从脾及三焦论治显得尤为重要。少阳经包括足少阳胆经和手少阳三焦经，小柴胡汤能和解少阳，故也能疏利三焦，三焦得通，湿热之邪便能随小便而去；桂枝汤在里能温运脾气，恢复中焦斡旋作用，则可实土治水。湿邪存在，当以温药和之，此方含辛温之药物，有利于湿的祛除，然又恐其助热，故用时配合辛凉、辛寒之药物，则可制性存用。此方可起到"清利湿热"的作用，又可以避免用过多的祛邪之品伤了患儿的正气。

【学生丙】麻黄连翘赤小豆汤也有人用来治疗疱疹、湿疹等，患儿可否使用？

【教授】张仲景在《伤寒论》中提出："疮家虽身疼痛，不可发汗，汗出则痉。"意思是说患有疮疡的患者，不应行汗法，因汗法易伤阴液、阴血，发汗后经脉失养则致痉，但并非所有疮疡病均不能用汗法，此处应指的是已有阴液、阴血亏虚者当禁用，其余情况尚可辨证使用，故麻黄连翘赤小豆汤虽有麻黄，也可辨证用于治疗疱疹、湿疮等皮肤病，临床证明也取得好的效果。回归本案例，因患儿有汗出、疱疹溃破、口干欲饮水、舌干等耗伤阴液表现，此方含麻黄，发汗解表的力量强，患儿脏腑娇嫩，已有汗出，所以不应再运用麻黄，以防伤正或者出现变证。

【学生丁】手足口病为自限性疾病，此患儿的康复，如何能确定是中药的效果？

【教授】要问此病的康复究竟是中药的疗效还是疾病自身的痊愈要从以下几个方面来看：首先，患儿服完 1 剂药后，体温已恢复正常，2 剂后疱疹消除大部分，服药前和服药后症状差别是明显的。此外，家长诉患儿服药后舌苔逐渐变薄变白，舌脉象能反映五脏六腑最真实的状态，可知湿热毒邪正在逐渐消除，所以中药的效果是明确的。虽然手足口病为自限性疾病，然其并发症多，严重者可导致死亡，所以需及时处理。此时中药介入的意义在于改善症状，截断病程，防止并发症的发生，加快疾病的康复。

【学生戊】如何看待该病的转归？

【教授】《金匮要略》云："浸淫疮，从口起流向四肢者，可治，从四肢流来入口者，不可治。"从口起流向四肢者，是邪从内向外，泄而不进，故可治；若从四肢起，流入口者是邪由外入于内，进而不泄，此脏气伤败，故不可治。患儿疱疹先从口起，再发于臀部、四肢，且其神清，兼有烦躁、疹色红、发热等一派阳证征候，正所谓"阳证易治阴证难"，故患儿预后转归应该良好。后面的随访也印证了这一点。

（谢君成）

六经辨治消渴病

（2 型糖尿病四年）

诊断现场

卢某，男，48 岁，因"发现糖尿病 4 年"于 2018 年 3 月 31 日初诊。

患者于 4 年前因口干、多尿、多食、疲乏无力、视物模糊，就诊于当地医院，诊断为"2 型糖尿病"，予二甲双胍片口服控制血糖。患者自诉服用药物后双下肢乏力明显，遂予停服西药。4 年来，患者靠饮食和运动管理控制血糖，未规范监测血糖，自诉血糖控制尚可。

5 个月前，患者因运动量减少，测 FPG 波动在 7.8 ～ 12mmol/L，遂于 2018 年 3 月 19 日就诊于当地医院，予二甲双胍片 0.5g tid po；瑞格列奈片 1mg tid po；甘精胰岛素注射液 10U qn 皮下注射控制血糖。治疗后，FPG 波动在 9 ～ 10mmol/L，餐后血糖未测。患者诉西药降糖治疗后，双下肢乏力，全身不适感加重，测随机血糖 16mmol/L。2018 年 3 月 20 日外院查：HbAlc 11.6%。现欲寻求中医药降糖治疗。

刻诊：视物模糊，口干，喜温饮，易饥饿，双手掌麻木感，颈肩部麻木、酸痛不适，头部易汗出，双下肢酸软无力，自觉全身乏力，少气懒言，近 2 月来体重下降 2kg，无头晕头痛，无口苦，无心慌胸闷，无皮肤瘙痒，无反酸、嗳气，无腹胀，大便干结，2 日 1 行，小便色黄。舌质淡嫩，苔白，脉弦滑。

辨证论治

【学生甲】消渴病传统的辨证思路以三消论为主，教授您是如何辨证此患者的？

【教授】传统的中医观点认为，消渴病以气阴虚为本，燥热为标，通常以上消、中消、下消来辨证论治，《中医内科学》教材也沿用了三消辨证。但是对于三消论我是持保留态度的。古人所说的消渴病，应该是包含了西医学中的中晚期糖尿病、甲亢及尿崩症等疾病。因此我认为消渴病和糖尿病不能画等号，消渴病不等于糖尿病，因此我并没有按三消论来辨证。传统认为糖尿病病机之本为阴虚燥热，治疗大都是以益气养阴为主的。其实很多早期糖尿病患者，以血糖升高为主，但是往往没有"三多一少"症状，而且患者体型偏于肥胖，所以痰湿、湿热较多见。如果这个时期仍然按照传统理论，以益气养阴来治疗的话，患者的湿热就更重了，降糖的效果也必然不好。我们现在更多的是要发挥中医治未病的优势，所以我们应该发现并治疗更早期的糖尿病，而不是等到患者进入了中晚期才进行治疗。中医要怎么治疗这一时期的糖尿病呢？我觉得还是要从痰湿、湿热这个病机入手。我们应该从六经的角度去思考深层次的问题，痰湿、湿热怎么来的呢？脾主运化，生病往往起于过用，饮食不节、生活习惯不良，损伤了后天脾胃功能，导致不能运化水湿，从而产生痰湿，进一步郁而化热；加上一部分患者压力大，更容易肝胆郁而化火；而且木旺克土，导致脾虚。因而早期往往以肝、胆、脾、胃的问题多见。所以治疗也往往是从痰湿、湿热论治。我更倾向于以《伤寒论》的六经辨证体系来辨证治疗糖尿病。

本例患者有明显的口干、欲饮水、头部汗出、易饥饿、大便干结症状，为病在阳明经的表现；而患者同时存在疲乏无力、少气懒言症状，舌质淡嫩，当属太阴经症状。所以我辨证为阳明太阴经同病，予葛根芩连汤合理中汤加减。

处方：

葛根 45g，黄连 15g，黄芩 15g，炙甘草 6g，党参 30g，茯苓 20g，白术 10g，干姜 10g，玉米须 30g，密蒙花 10g，千里光 10g，生地黄 20g，枸杞 15g，红曲 10g，淫羊藿 30g，肉桂 9g，甜叶菊 3g。

7 剂，水煎温服。

2018 年 4 月 20 日二诊：患者加服上方 7 剂，共服用 14 剂中药后，视物模糊、口干、双手掌麻木症状明显减轻，左肩部少许麻木感，自诉服中药期间腹胀明显，大便偏干。现纳眠尚可，大便稍干，小便稍黄。近 1 月来，体重回升 3kg。舌体稍胖大，舌淡红，苔薄白，脉弦滑。甘精胰岛素注射液减量至 7U qn 皮下注射；二甲双胍片、瑞格列奈片维持原方案不变。近 20 天血糖情况：空腹 7.8 ～ 9mmol/L；餐后 2h 13 ～ 14mmol/L。

处方：

葛根 45g，黄连 20g，黄芩 20g，炙甘草 6g，党参 30g，茯苓 20g，白术 10g，淮山药 30g，干姜 10g，知母 10g，赤芍 20g，肉桂 6g，淫羊藿 30g，玉米须 30g，红曲 10g，甜叶菊 3g。

7 剂，水煎温服。

后记：患者续服二诊中药 1 个月，复查 HbAlc 7.2%，空腹血糖波动在 6.8 ～ 7.5mmol/L，餐后 2h 血糖波动在 11 ～ 12.5mmol/L。视力明显恢复，口干、全身乏力、双下肢酸软无力症状消失。

思辨解惑

【学生乙】教授您是如何从六经辨治糖尿病的？

【教授】结合糖尿病影响全身和病程长的特点，运用中医的整体观、恒动观进行六经辨证。我把糖尿病作为一个横向的断面和一个纵向发展的慢性过程来看待，从而将糖尿病发生、发展到转归，最后走向终结的整个过程，以及在糖尿病得病过程中的各个环节，做一个综合性的描述，然后才进行六经辨证。而不是仅仅局限在糖尿病的某个指标上来将其归属于六经中的哪条经的病变。糖尿病是一个全身性的疾病，它完全可以演绎六经的变化规律，而且它也是不断动态变化着的。比如糖尿病患者感冒了就是病在太阳，这并不是说感冒就是糖尿病必备的，但是糖尿病患者常常容易出现感冒，感冒后血糖很难降，所以说这个阶段我把它归属于太阳。其实就是将糖尿病的本病、并发症及合并症全部都糅合在一起，看作一个整体、全程的概念来进行六经辨证。在糖尿病的某个阶段，也有比较特别的情况，比如糖尿病合并脂肪肝、乙肝，很多都是少阳阶段；还有一些患者处于更年期阶段的，也是少阳比较多见。虽然六经辨证是从整体性出发，但是每条经的病变都有各自属于本经的主症或兼证。

太阳质：俗称过敏质，患者容易感受外邪而出现一系列的表证如恶寒发热、咳嗽、头痛、身痛、有汗或无汗、脉浮等，宜用桂枝汤类和麻黄汤类，如桂枝加龙牡汤、桂枝加葛根汤、麻黄附子细辛汤等。《伤寒论》里面论及消渴的有两处：一处是厥阴的消渴；另一处就是五苓散证，五苓散也在太阳范畴，乃是膀胱气化不利造成的水不化津，津不上承导致的口渴，这种口渴是饮而不解渴的，所以也可以从太阳角度来治消渴。

阳明（燥热）质：患者多为体质强壮，病在胃肠。临床典型表现为汗出、恶热不恶寒、饥饿、口渴、喜饮水、大便干、舌红苔黄、脉洪大或滑数有力等。阳明者应清火，常用黄连类方，比如葛根芩连汤、白虎加人参汤、桃核承气汤等。

少阳（气郁）质：此类患者常表现为神情抑郁，胁肋隐痛，往来寒热，口苦咽干，目眩，口渴，心烦，失眠，舌淡红或舌红、苔薄白，脉弦数等。此类型的病人更容易合并胃轻瘫、乳腺疾病、甲状腺疾病。病在肝胆。常用处方为柴胡汤类如小柴胡汤、柴胡加龙牡汤，或四逆散、逍遥散等。

太阴（痰湿或气血虚）质：患者多体形虚胖，头昏，身体沉重，疲倦，少气，面色苍白，口中黏腻，心下痞满，纳呆，大便烂或大便不爽，舌淡或淡红、苔白腻或黄腻，脉细缓或滑。病在脾、胃、大肠、小肠。宜化浊，包括化痰与祛湿，化痰用温胆汤、小陷胸汤、苓桂术甘汤；利湿用五苓散、藿朴夏苓汤、三仁汤、麻黄连翘赤小豆汤、茵陈蒿汤、小柴胡汤、甘露消毒丹。

少阴（虚损）质：多属心肾阴虚。临床常见症状为畏寒肢冷，胸闷气喘，小便不利，疲倦乏力，腰膝酸冷、舌淡暗、苔白滑，脉弱，心悸；或心悸、心烦、头晕、耳鸣、腰膝酸软、口干、五心烦热、潮热盗汗、失眠、便秘、小便黄、舌红少苔、脉细数。此类患者容易并发糖尿病勃起功能障碍、糖尿病性心脏病、糖尿病肾病等。病在心、肾。少阴者温补为主，常用处方为四逆汤类、黄连阿胶汤、真武汤、桂甘汤类等。

厥阴（风木）质：多见头晕目眩、目赤、目涩、心烦、咽干口渴、面部烘热或两颧潮红、舌红少苔乏津、脉弦细数等。病情进一步进展容易发生脑血管病、眼病等。病位在肝。常用四物类方以使气血流通。

【学生丙】教授可以谈谈您治疗糖尿病的心得体会吗？

【教授】说到心得体会，在治疗糖尿病时，以下几点我觉得尤为重要。

1.糖高不离火，降糖不远寒：血糖，作为机体重要热能与机能转化原料，中医认为其性质甘温，血糖与阳热具有一定相关性。聚多则生热，热甚则毒生。所以对于阳明体质的患者，我常处以较大剂量的芩、连来降火。

2.扶正需重脾肾：糖为人体机能活动重要能量来源，为饮食水谷所化生，其关键在脾胃，也和肾之元阳气化与推动密切相关。"先天生后天，后天养先天"。因此，糖尿病作为内分泌与代谢病，与中医脾肾息息相关。糖尿病早期以火热为主，但从体质言，早期也与脾虚痰湿质有关；中、晚期，并发症阶段，则以肾气虚损为要。脾为后天之本，肾为立命之根，是生命正能量的源泉！无论从发病，到疾病后期至生命之终结，脾肾均是必须重视及立法之本。所以一诊中，我同时合用了理中汤温补脾胃，肉桂、淫羊藿温补肾阳。

3.气血贵流通：脏腑功能体现在气与血，而气血反之影响到脏腑功能，即脏腑、经络、气血、表里一以贯之。在气者，有气郁、气虚；在血者，多血瘀、血虚。而糖尿病并发症，无论大血管或是小血管，均关乎血管，故并发症产生与防治关键点不在津与汗，而在气与血。《金匮要略》言：若五脏元真通畅，人即安和，病安从来？气血畅通，全身得以滋润，消渴何有！人安则血糖降，中医治疗理念是以人为本。

4.若血糖高与阳虚状态共存，多表现为寒热错杂证。临床单纯温阳，可以改善整体状态，尤其表现为扶正作用。若佐用适当寒凉之品，则能提高疗效。

5.临床往往有些难治性糖尿病，血糖持续1年左右而不降者，通过中医调理辨治，多出现阴证转阳，脏病还腑，而出现如黄连阿胶汤证、葛根芩连汤证、大柴胡汤证或桃核承气汤证，从而使血糖获得良好控制。

6. 立方之本——重在降糖扶正，或降糖不损正。调理之要——偏气郁者，合用柴胡类方；偏血瘀者，合用四物类方；夹痰者，合用温胆之类；兼湿者，合用利湿之品。

【学生丁】您通常使用较大剂量的黄芩、黄连降糖，该如何把握剂量？

【教授】黄芩、黄连均为苦寒药物，很多人临床上使用小剂量为主。根据全小林教授的研究，葛根芩连汤用于治疗糖尿病时，大剂量使用效果比较好。这就出现矛盾了，既要大剂量来起到降糖效果，然而患者本已有虚证，该如何把握呢？这种情况我一般会配合温阳的药物，比如干姜、肉桂、淫羊藿。每个疾病都有一定的阶段性，等到实热期过了，就不适合继续使用大剂量苦寒药物，应根据患者实际情况调整方药。

【学生戊】听说掌诊可以了解糖尿病的严重程度，老师能给我们讲解一下吗？请先看两张图（见书后"附录"）。

【教授】其实对于手诊，我不是特别熟悉，是一个医生朋友告诉我，通过他的临床观察，鱼际处色红，往往患者的血糖偏高。《灵枢·本脏》篇曰："视其外应，以知其内者，当以观外乎诊于外者，斯以知其内，盖有诸内者，必形诸外。"内部脏腑、经络、气血、阴阳的不同状态可以通过某些现象表现出来，通过观察机体外在的变化，便可推测内在组织器官的状态。在《灵枢·五色》篇中五色代表不同性质的症。白色主虚、寒、失血、痛；黄色主虚、湿、久病；赤色主热证（实热、虚热）、出血症；青色主寒、痛、瘀血、惊风；黑色主肾虚、寒证、瘀证。《灵枢·经脉》篇曰："胃中寒,手鱼之络多青矣;胃中有热,鱼际络赤;其暴黑者,留久痹也……"大鱼际与内分泌相关,小鱼际与糖尿相关,患者大鱼际处色红,按皮肤较热,代表胃中有热;同时患者大鱼际处青筋凸显,表明也有寒象,所以在治疗时可以适当加清肝胃之热的药物,同时需温补脾阳以散寒。血糖跟鱼际颜色存在一定的相关性,而且手诊直观、简便,可作为诊断糖尿病及中医寒热虚实辨证的辅助手段,但是切不可盲目相信,还是要参考临床上的客观指标的。

（刘婉文）

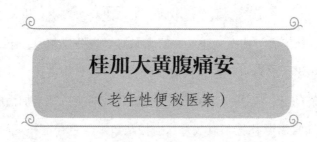

桂加大黄腹痛安

（老年性便秘医案）

诊断现场

楼某，女，75 岁，2018 年 3 月 31 日就诊。

患者因数日前眼睛不适于外院就诊，诊断"眼底黄斑破裂"，拟行眼科手术，但因昨日开始出现腹胀腹痛，腹痛明显，躺卧时加重，故不能配合手术，又因躺卧时疼痛明显，而无法入睡，自诉一夜不能安卧。纳差，口干无口苦，平素双下肢乏力、行走不便，呈慌张步态，喜饮温水，大便偏干，2 日一解，此次已 3 日未解大便。舌淡暗，苔白腻微黄，脉沉滑。查体：心肺未及明显异常，腹稍膨隆，剑突下轻压痛，无腹肌紧张，无反跳痛，上腹部及右下腹各可见一斜形手术疤痕。患者既往有帕金森、肝炎、急性阑尾炎、肠结核病史，曾 2 次行肝胆手术，肝右叶切除 1 半叶，曾行阑尾手术，否认高血压病、冠心病及糖尿病病史。宝安区人民医院诊断考虑：肠粘连。遂求治教授。

辨证论治

【学生甲】该患者腹痛明显，但触痛不明显，该如何辨证用药？

【教授】该患者主诉为腹痛明显、便秘，很容易联想到阳明腑实证，但腹部查体触痛不明显，无腹肌紧张等阳性体征，且患者平素下肢乏力、喜温饮，素体偏虚。《内经》有云：脾主大腹。所以此处应从太阴脾入手。《伤寒论·太阴病篇》第279条："本太阳病，医反下之，因而腹满时痛者，属太阴也，桂枝加芍药汤主之。大实痛者，桂枝加大黄汤主之。"《伤寒论·太阴病篇》第280条："太阴为病，脉弱，其人续自便利，设当行大黄芍药者，宜减之，以其人胃气弱，易动故也。"古人言："气不和则满，血不利则痛。"六经病其实都有气分、血分之分，太阴病本证主要是在气分，是脾的运化功能失司，寒湿内阻，所以局部会出现胀满、疼痛，但同时会伴有升降失常，该降的不降，该升的不升，出现上吐下泻。但是《伤寒论》279条中所讲的腹痛，其实是属于另外一种腹痛，是血不利则痛，它的病位在经脉而不在脏，所以仅仅出现局部的腹痛，而没有呕吐、腹泻，没有寒湿的表现，病机在于脾的脉络不和。此时用方要考虑到血分的问题，最常用的是桂枝加芍药汤、桂枝加大黄汤，重点在于活血化瘀。大黄有通腑泻下的作用，同时大黄也是一味非常强的活血化瘀药，所以此方加大黄有活血通络止痛之义。另外要注意的是，桂枝加大黄汤方名虽称加大黄，但实际上芍药也倍用了，是在桂枝加芍药汤的基础上再加大黄。患者虽查体体征不明显，但自觉腹痛明显，痛不可忍，还是判断为大实痛，故予桂枝加大黄汤加减，具体处方如下：

桂枝10g，生大黄10g（后下），白芍30g，生姜10g，大枣10g，炙甘草15g，杏仁10g，白蔻仁10g，茯苓20g，藿香梗10g，红参10g（另炖）。

患者急煎1剂后，当天晚上即解大便，呈稀烂便，腹痛减轻，当夜卧安。李教授嘱患者予原方去大黄，并将白芍减少至20g，续服2剂后，腹痛暂安，可平卧顺利完成手术治疗。

二诊：服上药后，患者于外院进行眼部手术，手术顺利，但术后2

天，腹痛再次加重，难以平卧，患者家属为其购置一个躺椅，患者晚上只能半躺着睡。胃口尚可，大便不通，便秘超过 2 天；小便较之前减少，不欲饮水，只有吃药的时候才喝一点温开水。近两日，除了肚子痛，全身肌肉关节都会疼痛。舌暗红，苔薄白腻，脉滑。

处方：

桂枝 10g，生大黄 10g（后下），厚朴 30g，白芍、赤芍各 20g，杏仁 10g，熟附片 10g（先煎），生姜 15g，炙麻黄 6g，桃仁 10g，大枣 15g，火麻仁 30g，炙甘草 10g，枳实 15g。

3 剂，水煎服。

三诊：腹部仍胀痛，眠差，仅可入睡 2 小时，全身肌肉关节疼痛较前好转，现剩双膝关节及双足疼痛，以右足底前部为甚，伴咽痛，口苦咽干，胸口时有疼痛，心情抑郁，纳可，小便频数，夜尿 3～6 次，大便干结，3 天一解。舌暗红，苔薄白稍黄，脉浮数。

处方：

柴胡 10g，党参 30g，茯苓 20g，黄芩 10g，炙甘草 6g，枳实 15g，生姜 10g，大枣 10g，竹茹 10g，法半夏 10g，陈皮 10g，黄连 10g，莱菔子 30g，瓜蒌子 30g，珍珠母 20g（先煎），生龙骨 20g（先煎），生牡蛎 20g（先煎），金樱子 30g，淫羊藿 30g，合欢皮 30g。

后记：患者经此三诊后，腹痛大减。续服三诊中药 1 周后，腹痛、全身肌肉关节疼痛、口干口苦等症状消失，大便 1～2 天一行，但较前易解，心情较前舒畅，可如常生活。

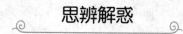

思辨解惑

【学生乙】患者服 1 剂药后教授就嘱患者去大黄，并减少芍药用量，为何不一开始便用桂枝加芍药汤，前后调整的依据是什么？

【教授】桂枝加芍药汤证的病位比较表浅，仅仅是在皮肉部分，桂枝汤里面本身已有芍药，现在将芍药倍用至六两，所以叫桂枝加芍药汤。其中的芍药有两个方面的功效：一是缓急止痛；另一方面，芍药有很好的活血通络作用。《神农本草经》中说芍药"主邪气腹痛，除血痹、破坚积寒热疝瘕、止痛"。所以倍用芍药的效果是两方面的，对于脾络不和之腹痛，有很好的活血通络止痛作用。若表现为大实痛，痛得很厉害，用桂枝加大黄汤。在桂枝汤中桂枝、芍药的量是相等的，那么在桂枝加芍药汤中芍药的量一定要大于桂枝，否则就不叫桂枝加芍药汤了，但是不是说一定要达到六两，这是可以斟酌变通的。同理，大黄的量也是需要斟酌的，一般不要太大。在《伤寒论》280条里面就提到了，虽然是脾络的病变，但毕竟还是一个太阴病，如果脉弱、便利，那就是脾脏虚寒显现出来，这时即使要用大黄、芍药，也需要谨慎，斟酌减量，以防损伤脾胃之气。很多时候，我们一讲芍药就会想到四物汤，就以为芍药是补药，其实芍药是一味攻伐的药，阴柔酸敛对脾胃虚寒的人是不利的。大黄对脾胃虚寒的人当然也肯定是不妥的，也要特别谨慎地用，使用时要把握用量和疗程，尽量用得恰到好处，不可长期吃。芍药的量用得太大，有时候并不缓急止痛，而有可能会加重腹痛、胃痛。仲景讲的东西是真真切切的，他叫你要少用，意思就是：不是不可以用，但量要少，要谨慎，要把握度。所以要注意及时调整芍药、大黄的用量。

【学生丙】请问教授，对于这类太阴腹痛病的患者，其治疗应如何把握预后转归？

【教授】太阴病的预后其实在《伤寒论》第278条条文中已经提出来了：伤寒脉浮而缓，手足自温者，系在太阴。太阴当发身黄，若小便利者，不能发黄。至七八日，虽暴烦下利日十余行，必自止，以脾家实，腐秽当去故也。太阴病有一个非常特殊的转归："脾家实，腐秽当去。"一般在《伤寒论》中的"实"，仲景大多是指邪气盛，比如说阳明病的提纲证"胃家实是也"。而脾家实的"实"则是一个好事情，是脾阳恢复的意思，患者会表现为下利，甚至可能是比较严重的下利，一天拉十几次，但这其实是个好现象，是脾阳恢复而逐邪外出的征象，这个理论在临床上很有价值。前面拉肚子是为什么呢？邪气外出的出路就是通过腹泻，过了几天水湿已祛除干净，腹泻自然就会消失，所以大家不要一见到腹泻就认为不好，有时候适当的腹泻是正气祛邪的反映，是邪有出路的反映。除了用健脾的药物，有时用一些单纯的祛湿药也有可能产生腹泻的反应，需要事先向患者解释清楚，以防止其恐慌。判断腹泻是否为好现象，一方面看患者的精神状态，泻后是否舒畅，另一方面观察舌苔是否由厚变薄。当然也有些患者刚开始是好的，拉两天肚子还很舒服，后来就拉得受不了，疲倦了，这就是下利太过而伤气伤阴，这时就需要针对下利进行适当的处理。

【学生丁】请问教授，如何比较太阴腹痛与阳明腹痛？

【教授】阳明腹痛以实为主，阳明腑实证邪热内盛、燥屎内结，腹痛硬满，可辨证予三承气汤。若津亏脾阴虚，大便苦无出，可予麻子仁丸，若合并自汗出、小便自利，大便硬结在内的，不可强予攻下，可予蜜煎导急通之。若是少阳阳明同合病，尚可予大柴胡汤治之。太阴则以脾为主，分为病在经、病在脏。病在经者，若脾之脉络瘀滞较重，有"从太阴转向阳明"之势者，可予桂枝加大黄汤治之，若脾之脉络瘀滞较轻，则予桂枝倍芍药汤治之；病在脏者，因其里气已虚，脾胃阳气虚寒，则脾胃之运化、升降失司，可出现腹痛绵绵之寒湿泄泻，"当温之，宜服四逆辈"。很多人认为李东垣是首创脾胃论者，但我认为实际上张仲景的《伤寒论》就已提出了重视脾胃的观点以及从脾胃论治的方法，这体现在很多条文中，可以归纳为（太阳变证）之脾虚水湿，以及脾主运化障碍两个方面，脾虚水湿可以用苓桂剂来辨证论治，脾之运化障碍可视情况处方：脾胃虚寒者予建中汤；气虚胀满者予半夏厚朴生姜人参汤；太阳表虚者予桂枝加人参新加汤；太阴里实者则予桂枝倍芍药汤、桂枝加大黄汤等；若是太阴里虚证，则"宜服四逆辈"。

【学生戊】请问教授，对于合欢花和合欢皮，在临床上应如何区别运用？

【教授】合欢出自《神农本草经》："合欢，味甘平。主安五脏，利心志，令人欢乐无忧，久服轻身明目，得所欲。"两者共同的功效是安神定志，花者发也，主升发，故合欢花长于疏肝解郁，安心利志。《名医别录》中陶弘景引用嵇康《养生论》云：合欢蠲忿，萱草忘忧。即指合欢花可使人去除忿恨郁闷之情。皮者主外，合欢皮则有活血定痛、消痈肿的功效，据《日华子本草》记载："夜合皮，杀虫，煎膏消痈肿，并续筋骨，叶可洗衣垢，又名合欢树。"故跌打扭挫，虫毒痈肿，用之可效。

（陈瑞斌）

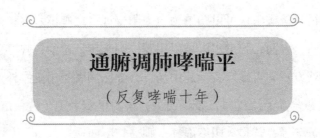

通腑调肺哮喘平

（反复哮喘十年）

诊断现场

田某，男，51岁，因"反复喘促10年"于2018年5月15日就诊。

患者有家族哮喘病史，近10年易反复发作，曾中药治疗过一段时间，但疗效欠佳，喘促仍反复发作，平素只能通过西药经口吸入以缓解症状，患者常自觉疲倦。2017年10月，独自一人在家时出现急性哮喘发作，使用西药经口吸入后喘促症状无缓解，昏迷近半小时，送医院在ICU经气管插管等抢救治疗后好转出院。从此以后，患者恐惧独处，长期使用"沙美特罗氟替卡松"吸入缓解症状，遇冷空气易诱发，故寻求中医药治疗。

症见：患者神清，精神疲倦，恐惧感，喘促反复发作，自觉呼吸不畅，活动后明显，平时不能独自驾车外出，喉中痰多，色黄，难咳出，平素易感冒，汗出较多，背部恶寒甚，嗳气，无反酸，腹胀，大便偏烂，小便黄，舌淡暗边有齿痕，苔白黄厚腻，脉沉细滑。

辨证论治

【学生甲】该患者病情复杂，应如何辨证？

【教授】患者汗出较多，背部恶寒，平素易感冒，说明机体阳气不足、肺气虚弱，脾肾也不足。呼吸不畅乃肺气不利所致。湿邪困遏，脾胃无以运化水谷精微，故疲倦。脾阳不足，生湿、生痰，因此患者寒湿很重，故常感腹部胀满不适、痰多；湿易化热，故见舌苔黄厚腻，小便黄。这个患者寒热错杂、表里虚实均有，病机是错综复杂的。考虑到患者有表证又有里证，有虚证又有实证，有寒也有热，里面有一把火，外面又有表阳虚，所以既要固护肺卫，同时也要通里。故用仲景的附子泻心汤来温补阳气，同时清泻肠腑、肺胃之热，阳气得以固护，则汗自止、寒气散；桂枝汤辛甘化阳，调理脾胃、调和营卫；同时合用茯苓四逆汤以温肾阳、培土补虚。因痰湿热邪郁积在体内，气机不畅，故要先通腑气，才能使患者呼吸恢复顺畅。患者大便虽通，但是没有把体内痰湿热邪排出，故还是要同时使用小承气汤缓泻肠腑湿热，使湿热从肠腑而走。

处方：

熟附片 10g（先煎），生大黄 10g，黄连 10g，黄芩 10g，干姜 10g，茯苓 30g，红参 10g，枳实 15g，厚朴 30g，桂枝 10g，赤芍 15g，生姜 10g，大枣 10g，苍术 15g，薏苡仁 30g，莱菔子 30g。

5 剂，水煎服。

2018 年 5 月 28 日二诊：诉服上方后喘促明显缓解，自觉呼吸较前顺畅，痰容易咳出，痰色白，口干，汗多，背部仍怕冷，大便稀烂，2～3 次 / 日，稍感腹痛，泄后痛减，舌紫暗，边有齿痕，中部仍有黄苔，苔偏燥，小便黄。处以桂枝加附子汤、附子泻心汤去大黄、茯苓四逆汤合厚朴生姜半夏甘草人参汤加减。

处方：

桂枝 10g，赤芍 20g，生姜 15g，大枣 10g，熟附片 10g（先煎），茯苓 20g，干姜 10g，红参 10g，黄芩 10g，黄连 10g，厚朴 30g，法半

夏 15g, 虎杖 30g, 莱菔子 30g, 麦冬 30g。

5 剂, 水煎服。

后记: 服用二诊方药 8 剂后, 患者电话告知自觉呼吸顺畅, 无咳嗽咳痰, 背部基本无恶寒感, 汗出较前明显减轻, 无腹胀, 二便正常。患者电话告知 2018 年 7 月 2～8 日曾驾车 8 天行走了 8000 公里, 哮喘均未发作, 心中恐惧感明显缓解。

思辨解惑

【学生乙】患者二诊中诉喘促明显缓解, 而方中并无专门治肺, 其中有何玄机?

【教授】《素问·咳论》曰:"五脏六腑皆令人咳, 非独肺也。皮毛者肺之合也, 皮毛先受邪气, 邪气以从其合也。五脏之咳延久, 乃移于六腑。"咳不离乎肺, 然不止于肺。这里的咳非单纯的咳嗽病, 而是指广义的肺系疾病。中医治疗哮喘的辨证思路非常广泛, 并不仅局限在肺脏, 并非只有单纯的止咳化痰与平喘而已。从疾病传变角度来讲, 人是一个有机整体, 五脏六腑之间是相互关联, 互相影响的。喘虽为肺之主要病症, 但从整体角度来看, 肺与五脏六腑关系密切。肺朝百脉, 故其为脏之长, 为心之盖, 其他脏腑发生病变, 均会波及肺, 导致肺气上逆而咳。患者曾予中药调理, 查看之前的处方, 发现大多以止咳化痰、平喘为治法, 但疗效欠佳, 这就需要我们转换思路去考虑该如何辨证用药。患者病在肺, 这是肯定的, 同时也与肠腑关系密切。虽然五脏六腑皆令人咳, 但我们最先考虑到的应该是大肠。因肺与大肠相表里, 大肠传导功能正常, 腑气畅通, 有助于发挥肺的肃降功能。反之, 若大便不畅, 腑气不通, 则可影响肺的肃降, 产生胸闷、咳喘等症。肺为华盖,清虚而处高位，治疗肺系疾病多宜清宣，很多人却忽视了通腑气的重要性。《素问》曰："腑以降为顺，以通为用。"肠道腑气不通，肺气出入通道受阻，上宣肺气就犹如用吸管从密闭容器中抽吸气体，很难简简单单就排出气体。因此要通过泻下大便，使腑气通畅，为肺气开辟出自由升降运动的通道，肺气宣通，因势利导，则气逆诸症皆可除。

【学生丙】患者大便偏烂，为何还要用通腑法？

【教授】现代人营养过剩，如果燥热之体的患者，则容易大便干结，一般来说，大便燥结才会用到通腑的方法，比如《伤寒论》里的承气汤。其实，大家不要以为只有大便干结才能用通腑法，如果是脾阳脾气不足的患者则容易湿浊蕴结、郁而化热，形成湿热，同样也要用通腑法。尤其是像温病里的湿温病，都可以使用通腑法，这就是温病学对《伤寒论》通法的拓展。此患者本体是脾肾阳气不足的，大便虽通，但是力度不够，没能完全把体内的痰湿热邪排出，因此还是要使用通腑法泻下痰湿热邪。小承气汤既有固护正气的药物配合使用，又可以起到缓泻的作用，同时附子泻心汤里也有大黄、黄芩、黄连，可三焦同泻，使湿热从肠腑而走，腑气通畅，肺气升降功能正常，则患者的呼吸可畅。

【学生丁】教授，您常说通便法不等同于通腑法，应如何理解？

【教授】通便法与通腑法是两个不同的概念，通便法包括通腑法。通腑强调的是以通为用，但是通便则有很多方法可用，不一定都要使用大黄、芒硝等攻下的药物。因为便秘形成的原因多种多样，在通便的时候要考虑便秘的形成原因。大便不通要看虚实，有时候也有因虚而便秘的，尤其是老年患者，气血阴阳虚导致的便秘很常见，这种情况是要益气、养血、滋阴、补阳而通便的。

但是如果是《伤寒论》阳明病篇的那种阳明腑实证，就需要使用通腑法了。《伤寒论》里的泻法分为峻下、缓下、清下、润下等。现代人因生活方式的不同，比如抽烟喝酒、不运动、过饱等，导致患者常常会出现腹胀、口臭、眠差、胃脘部饱胀痞硬感、便秘或大便黏腻不爽等症状，这时候我们采取通腑的方法。症状较轻的就用行气导滞，比如枳实厚朴汤强调的是行气，主要是通过降胃气以降浊消导。如果大便干结如球的就用承气汤。还有一种瘀血导致的便秘，就用桃核承气汤。大便虽通，但是腹胀明显、舌苔厚腻者，也要用下法。伤寒有下法，而温病也有下法，温病强调的是由大便烂下到大便干，而伤寒强调的是由大便干下到大便质软，这才提示有效。在临床上，发现温病总的来说是要排泄。因为痰湿蕴结在体内也会引起气机的阻滞，从而导致大便不畅。这种情况下，可以借用承气汤的行舟载的作用来暂时行气导滞，使机体气机运行起来，从而达到通腑的目的。所以我常常将瓜蒌子、大黄和莱菔子同用。六腑以通为用，以降为顺，所以这种通腑法可以广泛运用在代谢病、消化系统疾病、心脑血管疾病、肺系疾病等。

【学生戊】现代人"好补"，通腑法在临床中应如何恰当运用？

【教授】在老百姓眼里，"补"法贯穿整个生活，认为补对身体才是有好处的。我认为中医讲求以人为本，很多医生也认为攻下法常使患者感觉不适，而补法比较安全。临床上所说的"八法"总结起来就是扶正、祛邪两个原则，其中祛邪的有汗、吐、下和清、消，扶正的有温法和补法，无论治法怎么变，都离不开这两大原则。通腑法属于祛邪法中的一种。扶正气这是一个长期的过程，而在病情比较复杂和矛盾，补法无法发挥作用的情况下，我们就要先采用祛邪法。就比如邪气明显是在表，而我们却用补法把邪气收敛。为什么我们不因势利导，使用汗法打开毛孔，从而使邪气自然祛除呢？如果说大便不通，而且接近肛门，这个时候我们还适合补气吗？仲景在《伤寒论》中就有论述，这种情况不应该升提，而是要用导下法，比如灌肠，实际上就是因势利导的祛邪方法。

我要特别强调通腑法的作用，很多时候真正起效的不是靠补，而是通过祛邪的药来达到目的。《伤寒论》里强调扶正气、存津液保胃气，但是却忽略了在治病的过程中我们祛邪其实是为了扶正，扶正是为了更好地祛邪。理论上是无邪气则无病。"补"是一个万里长征之路，首先还要把邪气推动，而且有补得不妥的时候还会导致体内气机停滞。因为道路不通畅容易堵在里面，郁而化热，所以寸步难行。而祛邪法则是治标的方法，往往能使用祛邪方法的都是病位在表的居多。病势是往外的，则采取因势利导的方法，见效快，道路通畅，才能更好地发挥补法的作用，这其实是在以通为补。

【学生己】您在上述问题中提到祛邪法的重要性，那临床上常用的祛邪法除了通腑法还有哪些？

【教授】在临床上我较常使用祛邪法，尤其是汗法。汗法的程度依据病情的不同分为多种情况，比如微汗、小汗、峻汗，但是总的思路就是使腠理开，邪有出路。比如痤疮、荨麻疹、感冒、水肿病等都要用开表法，病在皮毛的疾病肯定都需要开表的，还有一些病久之后邪气由表入里的也可以采用这种方法。之前看过一个患糖尿病的老人家，她血糖控制得很差，临床指标虽然不好，但患者却没有任何不舒服，住院予药物治疗后血糖控制好了，仍然没有什么不舒服就出院了。但是患者回到家之后就开始出现过敏，皮肤瘙痒伴发热，原因未明确。患者有一个明显的症状就是热后疹退，如此反复。但我却认为这是一种好现象，患者机体反应性由不敏感到敏感，这种情况对于此患者来说是好的。没有反应反而说明患者正气不足，不能抗邪，所以现在邪有出路，通过起疹子、发热等方式将体内的邪气往外发，对于患者来说是好事。于是我们顺势而为，用了桂麻各半汤来开表、小柴胡汤疏解少阳、白虎汤清热通腑，从肺脾肾、上中下三焦入手。此患者后来身体各方面都越来越好了。脏病还腑，阴证转阳，就是疾病治疗的关键。

第二个用得比较多的就是通利二便的方法。我一直想讲一下关于利二便的问题，因为我觉得这在临床上实在太重要了。很多患者都是二便不通就会觉得身体非常难受。《伤寒论》381 条："伤寒哕而腹满，视其前后，知何部不利，利之则愈。"这条原文讲的就是通利二便的重要性。大便不通，腑气壅滞，胃气不降必致腹满呃逆；小便不利，水饮内停，壅滞气机，也可指腹满呃逆。大便不能者，通其大便；小便不利者，利其小便。二便得利，腑气得通，则气机畅通，诸症可除。二便不利治其标，就是说患者无论有什么症状，只要说有二便不通的，就要首先解决这两个问题，其他都是次要的。通便法我在前面已经讲过，现在着重再讲一下利小便的方法。小便不利，病在膀胱者肯定要利水；有时候消肿也是用利水的方法；还有一些肥胖的代谢综合征患者也是用五苓散治疗，这实际上也是通过利小便、温阳化气而促进代谢，达到消痰湿、水饮的目的，从而起到减轻体重的效果。

【学生庚】《伤寒论》中的附子泻心汤煎服法比较特殊，教授可以给我们讲解一下吗？

【教授】《伤寒论》附子泻心汤原文后面的煎服法是这样描述的："上四味，切三味，以麻沸汤二升渍之，须臾，绞去滓，内附子汁，分温再服。""麻沸汤，渍之须臾"是指用沸水浸泡药物，浸泡大概 3 ～ 5 分钟。气和味都是药物的属性，《内经》中说"气厚者为阳""味厚者为阴"，在这里以开水浸泡的目的主要是取药物之气以轻清泄热。如果经过煎煮，味重而气弱，恐怕就直走肠道而泻了。大黄中含有相反的两个成分，一个是有致泻作用的蒽醌，一个是有收敛作用的鞣酸。煎煮的时间过长，就没有通便作用；后下才有通便作用。如果不煎煮，只是浸泡，也是没有泻下作用的，因为浸泡溶解出的蒽醌很少。本例患者是要取其泻下作用的，因此，煎服法没有采用书本上的煎服法，而是直接进行煎煮，从而更好地发挥其泻下作用。

（刘婉文）

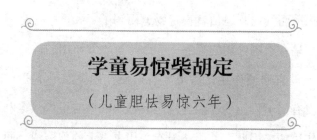

诊断现场

患儿杨某，女，12岁，身高152cm，体重42kg，因"胆怯易惊6年余"于2016年12月25日初诊。

患儿于6年前无明显诱因出现遇事易胆怯、紧张，平素不敢单独睡觉，长期与父母同睡，凌晨一两点易惊醒哭闹，醒后难入睡，曾寻求过中西医治疗，效果不佳，遂来诊。

刻下：心悸，气短，自汗，胸闷不舒，面色稍苍白，体倦乏力，伴口干口苦，胸闷烦躁，眼睛干涩，分泌物多，结膜稍充血，口臭，反酸，胃纳不佳，眠差，大便偏硬，小便调，舌红苔黄腻，脉弦细弱。

辨证论治

【学生甲】此患儿应该如何辨证治疗呢？

【教授】患儿病程较久，经中西医多方治疗后都未见明显好转，可见病情颇为棘手。我们知道《素问·宣明五气》篇有言："五脏所藏，心藏神，肺藏魄，肝藏魂，脾藏意，肾藏志。"这指出了心与神、肝与魂相关。通常心神、肝魂受扰，神魂不定都可出现胆怯惊恐。《通雅》卷五十一曰："十一脏取决于胆，胆具刚精，而以定恐用娠。"胆，敢也，言人有胆气而果敢，胆腑功能失常则可胆怯怕事，所以治疗上注重心、肝、胆的调理尤为重要。本例患儿常于凌晨一两点惊醒，醒后啼哭，此时辰乃属子丑之时，丑时为肝所主，子时为胆所主，所以患儿在治疗上必然要注重肝胆的调理。观其兼证，口干口苦，胸闷烦躁，眼睛干涩，反酸，胃纳不佳，舌红苔黄腻，为胆热痰扰、肝胃不和之证；心悸，气短，自汗，胸闷不舒，面色稍苍白，体倦乏力，脉细弱，为心之气血不足，治疗上宜疏利肝胆，养心安神，使虚得以补，实得以泄，脏腑阴阳调和，则诸证皆除。选方柴胡加龙骨牡蛎汤合桂枝加龙骨牡蛎汤加减。处方如下：

柴胡 10g，黄芩 10g，法半夏 10g，沙参 20g，桂枝 10g，白芍 10g，生姜 10g，大枣 10g，炙甘草 6g，木贼草 10g，茯苓 15g，生龙骨 15g（先煎），生牡蛎 15g（先煎），远志 10g，胆南星 10g，生地黄 20g，牡丹皮 15g，苏梗 10g。

7 剂，水煎服，150mL，分 2 次服用。

二诊，家长诉患儿夜间惊醒次数减少，嘱前方继续进 7 剂。后患者一直未来复诊，3 月后，家属电话回馈病情，诉因工作原因，未能及时复诊，因服药后患儿病情有所好转，遂自行继续服用上方 3 月，现患儿夜间能独立入睡，再无惊醒，也无遇事胆怯、紧张等表现。

思辨解惑

【学生乙】疏利肝胆之方剂甚多，老师为何选方柴胡加龙骨牡蛎汤？

【教授】《伤寒论》第 107 条曰："伤寒八九日，下之，胸满烦惊，小便不利，谵语，一身尽重，不可转侧者，柴胡加龙骨牡蛎汤主之。"

伤寒八九日，误用攻下，正气损伤，邪入少阳，致三焦不利，胆气不舒。经气郁结则胸胁满闷，少阳胆火上炎，则心烦谵语；少阳枢机不利，胆火内郁，心神逆乱，故见惊惕恐惧；三焦水道不通，则小便不利；阳气不得宣达，经气不利，则可见一身尽重，不可转侧。本证主要以邪入少阳，少阳枢机不利，胆火内扰，心神逆乱为基本病机，故用柴胡加龙骨牡蛎汤和解少阳，通阳泄热，重镇安神。柴胡加龙骨牡蛎汤是在小柴胡汤的基础上加减而成，提到小柴胡汤，《伤寒论》第230条曰："上焦得通，津液得下，胃气因和，身濈然汗出而解也。"体现了小柴胡汤能通达上下，交通表里，为调理一身气机的首选方剂，其不仅能和解少阳，也能疏通肝经气机，疏解郁热。此方还加上了龙骨、牡蛎等重镇安神之品，所以对于肝胆气机郁滞，郁热内生，神魂受扰所致疾病临床疗效佳。分析此患儿病机，乃此方治疗适应证，故选用此方治疗。

【学生丙】本案例合用桂枝加龙骨牡蛎汤用意何在？

【教授】《金匮要略·血痹虚劳病脉证并治第六》曰："夫失精家，少腹弦急，阴头寒，目眩发落，脉极虚芤迟，为清谷亡血，失精。脉得诸芤动微紧，男子失精，女子梦交，桂枝加龙骨牡蛎汤主之。"此方仲景用于治疗阴阳两虚导致的失精病，方中桂枝汤能辛甘化阳、酸甘化阴，调和阴阳，加龙骨牡蛎镇潜摄纳。本案例合用此方并非治疗失精病，而是异病同治，取其调和阴阳、补虚之效。方中选取生龙骨及生牡蛎，取其重镇安神之力，而非收敛固摄之功。此患儿心之气血不足，心神失养出现胆小易惊，有"虚"的一面，所以合用此方补益心之气血兼重镇安神。此方为桂枝汤类方，我平素喜用桂枝汤类方，桂枝汤可归纳为三种用法：可以归于汗法，服药后要啜热稀粥，要盖被子；也可以归于补法，例如小建中汤就是桂枝汤倍芍药加饴糖演变而成，本案例合用桂枝汤类方目的也是取其补益之效；还可以属于和法，因为能够调和营卫，所以可以归于和法的范畴。桂枝汤作为《伤寒论》第一方，合起来就五味药。桂枝配芍药、桂枝配甘草（桂枝甘草汤）、芍药配甘草（芍药甘草汤），还有生姜、大枣、甘草，所以可以解肌发汗、养阳、养阴、养胃气、调和营卫、调和脾胃，临床上疗效确切，作用非常广泛，所以不仅仅用于治疗太阳中风等表证，还可以治疗多种里证、虚证。

【学生丁】请老师谈谈类似这种精神类症状的治疗经验。

【教授】精神类疾病表现多样，有类似本例疾病的胆怯紧张，也有忧郁、焦虑、烦躁易怒等表现，往往与肝胆气机不畅有关，治疗上注重肝胆的调治很重要。其中柴胡剂在调理肝胆方面作用突出，所以临床上常用治精神类疾病。就类似本案例的胆怯紧张表现，我还有一个案例，这个患者是一名我们学校境外班的学生，每逢考试就紧张，头脑里就一片空白，他紧张到何种程度？有一次考试，试卷还没发，这位同学就扑通一下倒地了。我当时就用了柴胡类方，治疗效果非常好。我们再看《伤寒论》96条小柴胡证说到"嘿嘿不欲饮食，心烦喜呕"，其中"嘿"通"默"字，反映患者的一种情绪状态，就是很忧郁的表现，针对的也是精神心理问题。小柴胡汤能够很好地疏肝解郁兼和解少阳，现代研究其在调节自主神经功能及内分泌方面有着很好的作用，所以在治疗上我喜欢运用柴胡类方，例如小柴胡汤、柴胡加龙牡汤等。另外也有部分精神类疾病是由"虚"导致，例如心肝脾之气血阴阳不足等，故治疗上应补其不足，调和脏腑，就可以用《金匮要略》里的桂枝加龙骨牡蛎汤，疗效也非常好。

（谢君成）

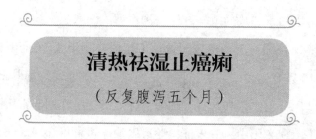

清热祛湿止癌痢

（反复腹泻五个月）

诊断现场

患者陈某，男，79岁，因"反复腹泻5月，再发伴发热4天"于2018年4月22日初诊。

患者于5月前无明显诱因出现大便次数增多，每日5～10次，呈糊状便或水样便，时夹黏液，伴腹痛、肠鸣，里急后重，无肉眼血便，当时未予重视。3月前因肢体麻木于某三甲西医院住院治疗，在院查癌胚抗原定量5.85ng/mL，粪便潜血阳性，查下腹部CT考虑直肠癌，患者家属拒绝进一步检查，予对症治疗后腹泻次数可有减少，但反复发作。4天前因天气变化，患者出现发热，当时测体温39.2℃，于急诊就诊，查C-反应蛋白测定19.9mg/L；粪便常规：性状黏液便，黏液+++，红细胞少许，白细胞+++/HP。予退热、补液对症治疗后体温降至正常，精神改善。2018年4月21日查肿瘤标志物五项：癌胚抗原19.38 ng/mL。粪便潜血阳性。近5个月来，患者体重减轻2kg。

刻下：神清，精神疲倦，无发热寒战，口干不欲饮，昨日解少量大便7次，呈白色果冻样黏液便，量少，里急后重，便后下腹挛急、胀痛，无汗出，无鼻塞流涕，无咳嗽咳痰，无尿急尿痛，无恶心呕吐，纳眠差，小便黄。面色少华，皮肤干燥。舌质淡暗，舌苔薄黄，根腻，脉滑数。查体：体温37.0℃。心肺未及明显异常。双侧腹股沟可触及肿大淋巴结，无明显压痛。腹平软，无压痛及反跳痛，肠鸣音 7 次 / 分。双下肢无水肿。有高血压、冠心病病史 6 年，有多次腔隙性脑梗死病史，未遗留肢体偏瘫、口角歪斜、呛咳等后遗症，生活可自理。

辨证论治

【学生甲】患者肠癌合并下利，且年高体弱，该如何辨治？

【教授】张仲景将泄泻和痢疾统称为下利，该患者大便次数增多，呈白色果冻样黏液便，里急后重，便后腹痛，病属"痢疾"范畴。患者大便带白色果冻样黏液，年老体弱，并有肠癌，其本属虚，但患者有发热，且便后下腹挛急、胀痛明显，舌苔薄黄而根部腻，此时表证未解，里热已炽，热邪内迫，大肠传导失司，故大便里急后重，又湿热伤及气分，劫津耗阴，故神疲、面色少华，皮肤干燥，舌质淡暗。"急则治其标，缓则治其本"，患者现以下利为主症，虽年老本虚，气阴已伤，但湿热之邪未去，不宜收涩补益太早，应先去其标，清热利湿为法，予葛根芩连汤合白头翁汤加减。葛根芩连汤出自《伤寒论·太阳病脉证并治》34 条："太阳病，桂枝证，医反下之，利遂不止。脉促者，表未解也；喘而汗出，葛根芩连汤主之。"本方治疗下利病在阳明，肠中有湿热者，兼表证的也可使用，但属于表里俱热、以里证为主。白头翁汤出自《伤寒论》371 条："热利下重者，白头翁汤主之。"患者虽利下白色果冻样黏液便，看似寒湿之表现，但患者发热、腹痛明显、舌苔黄腻，实为热利，故以白头翁汤去其肠腑之热，燥其脾胃之湿。处方如下：

葛根 45g，黄柏 10g，茯苓 20g，白头翁 30g，大枣 10g，西洋参 10g，黄连片 10g，秦皮 15g，炙甘草 6g，白芍 10g，干石斛 15g，炒白扁豆 20g，玉竹 15g，黄芩片 10g，白术 10g。

患者服 5 剂尽后，精神转佳，仍解少量白色黏液便，次数减为 2～3 次 / 日，里急后重感减轻，便后下腹挛急、胀痛缓解，纳眠明显改善。

思辨解惑

【学生乙】该患者痢下白冻，为何从"湿热"论治？

【教授】虽然该患者痢下白冻，但痢疾的本质病机在于"湿热"，正如《万病回春》提到："痢疾不分赤白，俱作湿热治之明矣。赤属血、白属气……东垣云：白者，湿热伤气分；赤者，湿热伤血分；赤白相杂，气血俱伤也。"阳虚患者其卫气虚弱，故受邪后易伤及气分，出现邪从寒化的倾向，但其本质为湿热作祟，热者伤阴，两者相合则气阴受伤，出现大便次数增多、带白冻黏液，但大便量偏少的表现。患者虽就诊前两次查大便潜血均为阳性，但未见肉眼血便，可知其为白多赤少，气阴已伤，但未伤及血分，病情尚算不重。若伤及血分而下血则病重，预后不良，正如《丹溪心法·痢》："下痢不治之证，下如鱼脑者半死半生，下如尘腐色者死，下纯血者死，下如屋漏水者死，下如竹筒注者不治。"

【学生丙】该患者是以热利为主，方中的加减用药思路如何？

【教授】患者虽是以热利为目前主要症结，但又考虑到患者年老本虚，脾阳不足，气阴耗损，不耐苦寒，故加入白术、茯苓健脾以固后天之本；患者下利病程较长，气阴已耗伤，故加入石斛、西洋参、玉竹养气阴，并加入少许白芍敛阴柔肝，芍药、甘草相合，理血和营，缓急止痛。诸药相合，外疏内清，表里同解，标本同治，使表解里和，清热解毒，凉血止痢，则热利可愈。

【学生丁】肿瘤患者病情凶险，后期调治应注意什么？

【教授】肿瘤者，即中医学之"癥瘕积聚"，其病机均为气血阴阳之所结，且为有形之结，阳虚则寒凝，"阳化气，阴成形"，一处阳气不到，则浊阴留滞，且病久正气虚损，故肿瘤患者以顾护阳气为先。无论是气、血、阴或阳结，肿瘤之形成实乃冰冻三尺，非一日之寒，肿瘤形成病程较长，但进展可以很快，肿瘤之增长有如女子之怀胎，以气血阴阳为食，日久气血阴阳耗伤，一旦阳气、阴液衰竭，胃气竭绝，则病势凶险。故肿瘤患者之后期调治关键在于：扶阳气，存津液，保胃气。这也是《伤寒论》贯穿始终的治疗理念。古人对肿瘤的治疗及预后有经验提出，病势急者宜速祛，病程久者宜缓消，肿瘤乃久积而成，宜渐缓消之，还提倡"人瘤共存"理念，并尊仲景八法，为肿瘤找自然去路。以六经辨治肿瘤及其并发症，病在三阳者，宜以祛邪为主，扶正为辅，病在三阴者，宜以扶正为主，祛邪为辅。三阳病务祛邪：太阳以汗解为主，阳明以清下、吐越为主，少阳以和解为主，清法则贯穿始终；三阴病务固本：太阴以温脾为主，少阴以补阳为主，补阴为辅，厥阴则寒温并举，消补兼施。我认为现代肿瘤治疗要发挥中西医各自的优势，西医治疗肿瘤的手段如手术、放疗、化疗等，都是偏于攻病祛邪的手段，力量已经很强，而中医的优势在于扶正固本，因此我在临床上治疗肿瘤疾病更注重于扶正。

（陈瑞斌）

清热祛湿止癌痢（反复腹泻五个月）

147

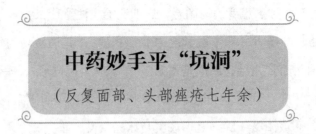

中药妙手平"坑洞"

（反复面部、头部痤疮七年余）

诊断现场

梁某，男，26岁。因"反复头面部痤疮7年余"于2017年3月5日来诊。

患者7年前无明显诱因出现面部痤疮，局部色红、暗红相间，进而化脓破溃，破溃后皮肤留下灰褐色色素沉着，每到季节更替时发病，反复不愈。曾在某医院求诊后予内服多西环素，外用夫西地酸软膏、甲硝唑软膏，收效甚微。1年前痤疮生长逐渐增多，从面部进而累及头部与背部皮肤，局部化脓，伴疼痛但难以破溃，每到季节更替，新发痤疮愈多。因反复皮肤痤疮，表皮坑洼不平，被朋友嘲讽为"月球地貌"，精神压力极大，为求中医诊治，来我处求诊。

刻诊：面部皮肤痤疮，以鼻尖、双颊处较密集，粟粒至黄豆大小，突出皮肤表面，周围炎性红晕，个别有脓头，伴疼痛，其间夹杂深浅不一的陈旧性痤疮疤痕及灰褐色色素沉淀，颜面凹凸如橘皮，轻度脂溢，毛孔粗大，面色暗沉。口干、饮水多，口苦，胃纳差，自觉脘腹痞满，饥不欲食，胸闷、心烦，偶有昏沉感，无头痛头晕，无腹痛腹泻。汗出较少，时常自觉腰背酸痛，颈项强痛，时觉疲劳。小便正常，大便偏烂。舌红苔薄，质干，脉弦滑。平素抽烟，约一天一包，无嗜酒，经常熬夜，平素易心烦，精神压力大。

辨证论治

【学生甲】现代年轻人多受痤疮的困扰，请问教授如何论治？

【教授】历代医家多从肺论治痤疮，因肺主皮毛，《医宗金鉴·肺风粉刺》曰："此证由肺经血热而成，每发生于面鼻，起碎疙瘩，色赤肿痛，破出白粉汁，日久皆成白屑，形如黍米白屑，宜内服枇杷清肺饮，外敷颠倒散，缓缓自收功也。"但治病不可千篇一律，需细心辨证。

《伤寒论》中第96条："伤寒五六日中风，往来寒热，胸胁苦满，嘿嘿不欲饮食，心烦喜呕，或胸中烦而不呕……小柴胡汤主之。"第263条："少阳之为病，口苦、咽干、目眩也。"结合上述条文，我们再来看一下这个患者的情况。这个年轻人满脸痤疮羞于见人，情志不调，也有平素心烦，并且精神压力大，符合小柴胡汤证的"心烦"之症，为肝郁气滞，气郁化火上扰心神。其口干、口苦，当是郁火上炎，灼津化燥则口干，火胜则苦。患者胃纳差、饥不欲食，即"嘿嘿不欲饮食"之意，木郁克土，胃失受纳。患者还有胸闷、自觉脘腹痞满的症状，为少阳经循胸胁，经气不利所致。当予柴胡类方加减，以疏肝解郁，清泻胆火为主。肝主疏泄，肝气调达则情绪愉悦，气机才可通畅，若气机不畅，则肝气郁结，肝郁化火，外熏皮肤，可发为痤疮，所以少阳枢机不畅也是痤疮发生的重要因素。

《内经》中还提到"火郁发之"，因而畅达气机，清透胆火，祛其壅塞，可事半功倍。何况患者面部痤疮日久，"久病必瘀"，肝为风木之脏且肝藏血，从肝论治既可治风又可治血，使用柴胡类方疏解少阳郁热外透达表，使肝气条达，可推动血液运行，使颜面得以荣润，方拟柴胡桂枝干姜汤加味。

此患者以痤疮问题来诊，据患者心烦、口干、欲饮水、口苦、饥不

149

欲食等症状，为病在少阳经，属少阳枢机不畅，当辨为肝郁气滞，郁而化火之证，予柴胡桂枝干姜汤加减。

处方：

柴胡 10g，黄芩 10g，皂角刺 15g，蒲公英 30g，天花粉 15g，生牡蛎 30g（先煎），黄连 10g，连翘 30g，赤芍 20g，熟附片 6g，麻黄 6g，细辛 6g，桂枝 10g，干姜 10g，葛根 60g，生姜 10g，大枣 10g。

7 剂，水煎服，早晚两次温服。

2017 年 05 月 26 日二诊：肤色改善，见数个新发痤疮，色红，个别有脓头，面颊部皮肤欠平整，见灰棕色色素沉淀，运动后出汗较多，无颈肩部酸痛，无腰酸背痛，无口干口苦，纳差，眠一般，大便正常，小便可，舌淡红，苔白腻，脉弦。

处方：

桃仁 10g，赤芍 24g，红花 10g，白芷 15g，生地黄 20g，当归 10g，白蒺藜 15g，淮山药 15g，川芎 10g，白僵蚕 10g，茯苓 20g，珍珠母 20g（先煎），百部 15g。

10 剂，水煎服，早晚两次温服。

2017 年 08 月 28 日三诊：二诊后天气转炎热，患者未因气候变化而新发大量痤疮，较往年情况好转，仅熬夜后易散发数个粟粒大小红色丘疹，色红易破溃。面部肤色润泽，且较前光滑平整，头部、背部未见新发痤疮、脓疱，原有瘢痕较之前缩小，色素沉着改善。纳眠可，大便正常，小便可，舌淡红，苔薄白，右脉浮弦，左脉沉弦滑。

处方：

桃仁 10g，红花 10g，当归 15g，川芎 15g，生地黄 20g，赤芍 20g，白芷 15g，连翘 30g，蒲公英 20g，皂角刺 15g，百部 15g，白蒺藜 15g，白僵蚕 10g，桑白皮 15g，茯苓 20g，春砂仁 6g（后下）。

7剂，水煎服，早晚两次温服。

后记：2018年09月电话随访，诉三诊服药后肤色改善，瘢痕消退大半，治疗效果显著，故不再复诊。（患者治疗前后照片对比可参见书后"附录"）

思辨解惑

【学生乙】请问教授一诊使用柴胡剂治疗痤疮有什么考虑？

【教授】现代药理研究发现小柴胡汤具有良好的抗炎作用，可诱导白细胞介素产生，还能有效地改善患者的微循环，促使患者的血流量增加，有利于减轻炎症反应，并促进毛细血管通透。这与中医古籍中关于柴胡这一味药的记载有不谋而合之处，《神农本草经》中记载柴胡可"推陈致新"，而瘀血痰浊可谓之"陈"也，此病例中患者面部痤疮遗留的瘢痕疙瘩为瘀血阻滞所致，而在《药性论》中更是提到柴胡可以"宣畅血气"，《本草新编》称柴胡"尤治疮疡，散诸经血凝气聚……或问柴胡开郁，凡男子有郁，亦可用之乎？盖一言郁，则男妇尽在其中矣，岂治男一法，而治女又一法乎。世人治郁，多用香附，谁知柴胡开郁，更易于香附也"，使用柴胡切和此患者病机。柴胡这一味药轻清升散，可恢复肝气调达而祛瘀血壅滞面部的情况，改善患者的皮肤状态，亦可调节情绪，缓解患者的精神压力问题。在此方中，黄芩苦寒，与升散之柴胡相配，一升一降，调畅气机。黄芩善泻上焦之火，可祛上焦头面热毒，现代药理研究表明，黄芩对毛囊上皮角化过度有显著的治疗作用，还可使性激素分泌降低。黄芩可除上焦郁滞之血热，尤其是肺经。此方中加入蒲公英、天花粉、生牡蛎、皂角刺等清热软坚散结之品，柴胡与黄芩可引诸药到上焦，化面部之痰浊瘀滞。蒲公英、黄连、连翘亦可消炎抗菌。

另外，在这个患者身上要注意的是，根据患者平常汗出较少，时常自觉腰背酸痛、颈项强痛的症状，考虑此患者平素有肺经蕴热，内热郁闭，与肝郁之火一起循经上熏，佛郁在表之阳气不能发泄，壅塞颜面胸背而发痤疮。《素问·至真要大论》亦曰："太阴之胜，火气内郁，疮疡于中，流散于外。"以麻、附、辛、桂等辛温之药，麻黄、桂枝开腠理、透毛窍，可发散热毒，附子温肾阳，细辛通达表里，外温经脉，内温脏腑，助麻、附走散，又可祛风散寒止痛，桂枝可温经助阳通络，祛经络中客留之寒邪而畅通血行，使颜面气血通畅，助瘢痕疙瘩消退。太阳主表，腠理皮毛之病，皆不离太阳，其中营卫调和乃肌肤润泽、腠理充养的关键。治疗皮肤病切不可忽略太阳经。

【学生丙】请问教授为何多查患者是否有汗？

【教授】《伤寒论》第230条提到服用小柴胡汤后，会出现"上焦得通，津液得下，胃气因和，身濈然汗出而解"的情况，使用柴胡类方和解枢机，可使得上焦通调，水道功能正常，津液得以输布，胃气得以滋润，通降功能恢复，则上焦得布，表里通畅，营卫津液运行无阻，则汗出而解。问患者是否有汗，是看患者的肝郁之火是否从汗而走。同时小柴胡汤表里双解，除了询问患者是否出汗还可以询问患者大便是否通畅，让邪气有出路，正气能恢复，方可达到邪去正安之效。

【学生丁】请问教授为什么一诊使用柴胡剂，而二诊后换方治疗呢？

【教授】患者二诊、三诊以桃红四物汤合当归芍药散加减，取其活血散结为法。桃仁、红花、当归、川芎、赤芍活血，使瘀滞散而气血流畅，加速痤疮瘢痕遗留色素的消退。同时加予蒲公英、皂角刺以软坚散结，《本草纲目》记载皂角刺："一名天丁…治痈肿妒乳，风疠恶疮……

〔杨士瀛曰〕皂角刺能引诸药性上行，治上焦病。〔震亨曰〕能引至痈疽溃处，甚验。"白芷是外科常用之品，有排脓消肿止痛之功，使热毒从外透解，且其入阳明胃经，质白气散，可净肌肤。白蒺藜可理气疏肝祛风，引药上达颜面。白僵蚕为虫类之品，善搜络邪而走头面，可美容消瘢痕，白芷、白蒺藜、白僵蚕这三味药可使颜面气血调和。一诊使用柴胡类方调理后，使得肝气条达，二诊后应当续予活血，以养肝、柔肝，使得气血调达。据《灵枢·小针解》篇所言："宛陈则除之者，去血脉也。"以活血散结之法可除其"宛陈"，消其瘢痕与色素沉淀。整个疗程下来，使得肝得疏、得养、得柔、得平，则气血得行，面得荣，瘢痕得消，颜面红润有光泽。但是要注意的是，皮肤病如痤疮多治疗时间较长，选方用药应有守有变，灵活机动，方药一旦选定后，不可随意更换或半途而废，要坚持守方治疗，使药物慢慢地发挥效能，不能见效不显，就更换他方。

（王桂娟）

归贝苦参治尿浊

（小便浑浊一月余）

诊断现场

陈某，女，50岁，因"小便浑浊一月余"于2018年5月28日就诊。

患者1月前无明显诱因出现小便浑浊、色黄，排尿不畅，伴有灼热感，无明显尿频、尿急、尿痛，尿量正常，夜尿2～4次/晚，影响睡眠，查尿常规示：白细胞（＋），上皮细胞（＋）。现特来我处寻求中医药诊疗。

刻下：神清，精神尚可，小便浑浊，色黄，排尿不畅，伴有灼热感，无明显尿频、尿急、尿痛，胃脘部和脐周时有胀满不适感，喜温喜按，食后易反酸、嗳气，口干，咽痛，无明显口苦，平时性情急躁易怒，近来时有头晕眼花，纳可，眠差，多梦易醒，醒后难入睡，小便如上述，大便不爽，有排不尽感，质黏。舌红苔薄黄，脉弦细。

辨证论治

【学生甲】患者以小便浑浊为主症，辨证当如何着手？

【教授】本病属于中医学"尿浊病"范畴，尿浊病是指以小便浑浊，排尿时并无疼痛为主要表现的疾病，多由饮食肥甘、脾失健运、酿湿生热，或病后湿热余邪未清，蕴结下焦，清浊不分而成。临床一般分为湿热下注、脾虚气陷、肾阴亏虚及肾阳虚衰证四种证型，本例患者偏向于湿热下注证，但单纯的清热化湿并不能满足患者复杂病情的需要。

患者既往有高脂血症病史，平素多食肥甘厚腻，加上长期居住于岭南一带，气候潮湿，湿邪侵入人体，重浊黏滞，阻滞气机，清阳不升，湿热互结，热不得越，湿不得泄，而致湿热内蕴，症见小便浑浊、色黄，排尿不畅，伴有灼热感；患者平素性情急躁易怒，易头晕眼花，失眠多梦，为肝郁血虚之象；但患者胃纳可，饮食如故，则病不由中焦出，膀胱热郁，气结成燥，病在下焦，津液难以上承，故见口干、咽痛，舌红苔薄黄，脉弦细的虚火上炎之象；患者时有胃脘部及脐周胀满不适感，喜温喜按，为脾虚失于健运。治当健脾润燥，清热化湿，拟方当归贝母苦参丸合厚朴生姜半夏甘草人参汤加减：

当归 15g，浙贝母 10g，苦参 10g，厚朴 30g，生姜 15g，法半夏 10g，炙甘草 6g，西洋参 10g，赤芍 20g，柴胡 10g，枳壳 10g，红曲 10g，玉米须 30g，干姜 10g，鹿角霜 10g，熟地黄 20g。

7 剂，水煎温服。

患者服药后复诊，诉小便较前顺畅，颜色较前清晰，无明显灼热感，胃及脐周胀满不适感消失，大便正常，无明显头晕，眠可。守原方7 剂，症状消除，复查尿常规正常。

思辨解惑

【学生乙】当归贝母苦参丸在《金匮要略》中用来治疗妊娠小便难，为何亦适用于本例患者？

【教授】《金匮要略·妇人妊娠病脉证并治》第 7 条："妊娠，小便难，饮食如故，当归贝母苦参丸主之。"原文中虽是用来治疗妊娠小便难者，但原文中亦注有"男子加滑石半两"，则可说明只要符合血虚热郁的病机，在临床上碰到小便不正常的问题，皆可大胆运用，当然这是在辨证准确的前提下。方中当归养血润燥，贝母利气解郁，兼清水之上源以治热淋，苦参入阴分利尿除伏热，与贝母合用，又能清热而散膀胱郁热，合而用之，俾血得濡养，郁热解除，膀胱通调，则小便自能畅利。本例患者病情相对复杂，既有脾虚湿蕴，又有血虚热郁，故此处我拟方当归贝母苦参丸合厚朴生姜半夏甘草人参汤。两方合用，既能清利湿热，又能养血润燥。另外，秦伯未认为当归贝母苦参丸"治孕妇大便难效验非凡"。本例患者就诊时诉大便不爽，质黏，排不尽感，而服药后大便正常，说明本方不仅可以用于小便难，用于大便难也会有一定效果。

【学生丙】此处能否将本处方中的当归贝母苦参丸改为猪苓汤？

【教授】猪苓汤主要用于治疗阴虚水热互结证，方中以二苓、泽泻渗利小便；滑石清热通淋；阿胶甘咸，滋阴润燥。五药合方，渗利与清热养阴并进，利水不伤阴，滋阴不敛邪。《伤寒论》第 223 条："若脉浮发热，渴欲饮水，小便不利者，猪苓汤主之。"本例患者虽有小便阴血虚，亦有湿热，但并没有明显的下焦水热互结，猪苓汤五味药中的四味——猪苓、茯苓、泽泻、滑石均为甘淡渗利之品，利水效力强，阴虚过于渗利，津液难免耗竭，是猪苓汤中唯一的养阴药阿胶所不能弥补的，所以此处不能用猪苓汤。

【学生丁】老师，当归贝母苦参丸临床上很少用，能不能再讲解一下这个方子？

【教授】当归贝母苦参丸这个方是出自于张仲景的《金匮要略》，三味药各四两，炼蜜为丸，主要用于妇人妊娠，小便淋沥不爽，或溲时涩痛，尿色黄赤，心胸烦闷。亦治孕妇大便干燥，以及痔疮便秘，属大肠燥热者。《金匮玉函经二注》："用当归和血润燥。《本草》贝母治热淋，乃治肺金燥郁之剂，肺是肾水之母，水之燥郁，由母气不化也。贝母非治热，郁解则热散，非淡渗利水也，其结通则水行。苦参长于治热，利窍逐水，佐贝母入行膀胱以除热结也。"在现代运用方面，除了可以用于妊娠血虚热郁的二便难以外，还可以用于肾盂肾炎、泌尿系感染、胃炎、慢性支气管炎、怀孕后尿失禁等。另外，加滑石可用于男子前列腺炎、轻度尿血或者结石等。这个方我个人在临床上用得也不多，不过我认为只要抓住其血虚热郁的病机，在临床上应该能取得不错的疗效。

（陈玉甜）

归贝苦参治尿浊（小便浑浊一月余）

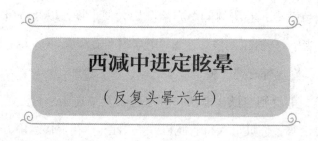

西减中进定眩晕

（反复头晕六年）

--- 诊断现场 ---

黄某，女，79岁，因反复头晕6年，再发半月于2017年9月11日就诊。

患者6年前无明显诱因下出现头晕，呈天旋地转感，症状持续数小时，与活动、改变体位时无明显相关，安静休息后可缓解。当时在我院门诊就诊，考虑为"脑供血不足、颈源性眩晕"，西医予改善循环、止眩等治疗后头晕症状可缓解，但极易反复。既往有"高血压病"病史10年，最高血压180/90mmHg，规律服用氨氯地平片5mg qd加盐酸贝那普利片10mg qd控制血压，血压控制可；2型糖尿病病史6年，口服瑞格列奈片1mg tid、吡格列酮30mg qd、阿卡波糖100mg tid控制血糖，自测空腹血糖控制在6mmol/L左右；高脂血症病史4年、动脉硬化伴斑块形成2年，予阿托伐他汀钙片20mg qn调脂稳斑，阿司匹林肠溶片100mg qd抗血小板聚集；骨质疏松病史10年，平素服用钙片及阿仑膦酸钠片抗骨质疏松；颈椎病病史10年。

2017年9月3日患者晨起时再次出现头晕症状，呈天旋地转感，且症状较前发作时明显加重，自服氟桂利嗪胶囊、地芬尼多片后症状未见好转。遂由门诊拟"后循环缺血、颈椎病"收入我院XX科住院，入院测随机血糖3.5mmol/L，诊断为：①后循环缺血；②2型糖尿病，糖尿病性周围神经病变；③低血糖；④混合型颈椎病；⑤腔隙性脑梗死（恢复期）；⑥高血压病3级（极高危组）；⑦骨质疏松症；⑧高脂血症；⑨动脉硬化症（主动脉、双侧颈部动脉、双下肢动脉）。西医以改善循环止晕、降压、调脂稳斑、抗血小板聚集、抗骨质疏松、降糖、护胃等治疗；中医以祛风化痰、活血通窍为法，拟半夏白术天麻汤合通窍活血汤加减。经治疗7天后，患者头晕稍缓解，仍有反复，血糖波动较大，转至我科，现患者再求中医治疗。

刻下：神疲乏力，头晕，天旋地转感，与活动、改变体位无明显相关，耳鸣，右侧头部胀痛，口渴咽干，颈肩部酸胀，活动后稍气促，少咳无痰，心悸，头部汗出，夜间尤甚，恶心欲呕，四肢怕冷，腰膝酸软，无发热寒战，无腹痛腹泻，无肢体麻木偏瘫，无饮水呛咳，无吞咽困难，伴饥不欲食，眠差，梦多易醒，小便色黄，夜尿2～3次，大便质软，日1次。查体：舌质绛红，少苔，舌下络脉紫暗曲张，脉沉细。

辨证论治

【学生甲】本例患者年老体迈，病情复杂，中医应如何切入辨证？

【教授】患者虽然年老体迈，西医诊断纷繁复杂，口服药多，但中医治病需要抓住主线，强调整体观。本例患者口渴咽干，舌红绛少苔，提示津液亏虚，夜间盗汗，也是阴不敛阳。患者有纳差、饥不欲食、咳嗽等证，因此辨证为肺胃阴虚，治以滋阴降火，以甘凉生津、清养肺胃之益胃汤为底方。患者胃纳差，故重用生地黄益气养阴以救胃气，亦取其阴中求阳之意，以扶阳气；少气懒言、活动后气促、心悸、四肢冷，提示心之阳气亦虚；阴虚生热，火气上逆，亦可见眩晕、耳鸣；"阳气者，精则养神"，阳气不足，心神浮越，心神不宁则眠差，故予桂枝甘草龙骨牡蛎汤温补心阳，潜镇安神。亦取桂枝加桂汤之平冲降逆之意以降气逆止眩晕。故处方益胃汤合桂枝甘草龙骨牡蛎汤合桂枝加桂汤加减：

北沙参15g，玉竹15g，生地黄50g，麦冬30g，西洋参10g，生牡蛎30g（先煎），生龙骨30g（先煎），炒白扁豆20g，炙甘草20g，醋龟甲20g（先煎），桑叶10g，桂枝20g，赤芍10g，生姜10g，大枣10g，陈皮6g。

7剂，水煎服，日1剂，早晚温服。

2017年9月19日二诊：头晕仍时发作，发作时伴天旋地转，夜间12点明显，纳差、饥不欲食、咳嗽等症状改善，已无盗汗，现见面色潮红，但头汗出，口干口苦，下肢冷，乏力，眠差，夜尿2次，大便稀，舌红，苔白，脉沉弦。以乌梅丸加减：

乌梅15g（醋泡），蜀椒3g，白术15g，细辛3g，黄连6g，桂枝10g，黄柏10g，红参10g（另炖），当归10g，熟附片10g（先煎），干姜10g，山药30g，红曲15g。

5剂，日1剂，每剂煎2次。

西药停用改善循环、止晕、调脂稳斑、抗血小板聚集、抗骨质疏松、护胃药物，共8种（氟桂利嗪胶囊、甲磺酸倍他司汀片、地芬尼多片、阿托伐他汀钙片、阿司匹林肠溶片、碳酸钙D3片、阿仑膦酸钠片、雷贝拉唑），维持阿卡波糖片100mg tid、甘精胰岛素10U qn皮下注射降血糖，氨氯地平片减量至2mg qd口服降血压。血糖血压控制稳定。

后记：2017年9月26日患者电话告知头晕症状消失，腰酸颈痛等症状均明显好转，胃纳较前明显改善，血糖升高，逐渐增加降血糖药物，维持阿卡波糖片100mg tid，阿格列汀片25mg qd口服联合甘精胰岛素 10U qn 皮下注射降血糖，血糖控制可；氨氯地平片维持每日半片降压。患者一直坚持中药治疗，多以乌梅丸随证加减，随诊至 2018 年 8 月初，患者头晕症状偶发，但持续时间较短，可自行缓解，血糖、血压控制稳定。

思辨解惑

【学生乙】该患者二诊为何改从厥阴论治？

【教授】患者病本为阴阳两虚，以阳虚为甚，脾无以运化，肾不能气化，气不行则血不利，则生痰饮、瘀血，甚至郁而化热，此乃阴虚而生湿、致热。患者以阴阳两虚为本，痰湿热瘀为标，治疗过程中需兼顾标本。疾病过程中，常出现寒热错杂、虚实夹杂的复杂病机。二诊中病机转变，出现寒热错杂之象。面色潮红、但头汗出、口干、舌红等，辨为热证；大便稀、下肢冷、乏力、脉沉为寒象。《临证指南医案·肝风》曰："肝乃风木之脏，相火内寄、体阴用阳。"风性主动，善行而数变，肝肾阴虚，肝风内动，因此患者血压波动较大，致头晕目眩反复发作，且夜间 12 点乃厥阴肝经当令，此乃肝风内动之象，为寒热错杂动风之证，符合厥阴病发病之机。故从厥阴论治，予乌梅丸加减。

【学生丙】在中医干预过程中，本例患者从 11 种西药逐渐减至 4 种，中医疗效突显；而在临床中，慢性病常涉及多个专科，服用药物种类繁多，药物量多且药物间相互作用，是否可以用中药辅助或替代治疗？

【教授】现代西医强调慢性病一级或二级预防，这种理念跟中医的治未病理念相通，也是我们应该提倡的，但是现实中临床上很多患者常合并多种慢性病，联合一起就会服用几种甚至十几种药物，有时候患者常常自嘲"以药代饭"。当多种药物同时作用于人体就会产生药物相互作用，这些药理上的不良反应很多都是未知的。这时候，就需要医生及患者去权衡身体获益与药物副作用之间利弊的大小而选择用药。针对这种情况，我们可以从中医切入，采用中药辅助治疗，使西药逐渐减量或完全替代。通过这种辅助治疗，一方面可减轻患者因服用多种药物产生的不良反应，另一方面也减轻了患者服药的恐惧及其经济负担。

回归本例患者，我们通过中药调理身体内环境从而逐步解决头晕问题，而停用改善循环、止晕等药。患者骨质疏松，与中医肝肾不足病机相通，我们通过补益肝肾、气血以濡养全身脏腑、四肢百骸，故可停用抗骨质疏松药物。话说回来，我们虽可采用中药辅助或替代治疗，但我们并不提倡冒昧地去停用所有西药，需要遵循相关循证医学及中医标本缓急的原则，需要把患者利益及安全放在首位。

【学生丁】请问教授，既然西药间会相互作用，那中药会有同样的问题吗？

【教授】其实中医早就认识到中药间相互作用，比如我们方剂中的"七情"就有协同作用的相须、相使，拮抗作用的相畏、相杀以及毒副作用的相恶、相反。中药里也有讲到十八反、十九畏，此外，很多中药的毒性也在药理学上被逐渐发现，然而这些相反、相畏及药物毒性是否就是跟西药的副作用一样呢？我认为影响中药发挥作用的不是副作用，而是辨证不当。中药的剂量、剂型、使用时间、使用对象等都影响着药物作用的发挥。把握好辨证论治，因人、因地、因时制宜，配伍使用得当，在原则基础上的灵活变通，使中药毒副作用减到最低，发挥最大正作用。

（刘婉文）

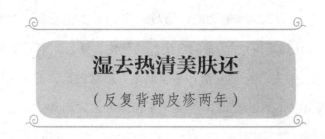

湿去热清美肤还

（反复背部皮疹两年）

诊断现场

谢某，男，28岁，因"反复背部皮疹2年余"于2018年6月18日初诊。

患者于2年前无明显诱因出现背部皮疹，初起时疹色鲜红，高出皮肤，指压可褪色，伴瘙痒、刺痛，抓溃后有黄色水样渗出，病久时疹色转暗红。2年来病情反复，曾遍求中西医治疗，治疗效果均不佳，现为求中医治疗，遂来诊。

刻下：神清，精神可，背部可见大片皮疹，色红，高出皮肤，指压可褪色，伴瘙痒、刺痛，部分已破溃，有黄色水样渗出，伴胃脘部胀满不适，偶有反酸、嗳气，易困重乏力，口干欲饮，但饮水不多，胃纳一般，睡眠尚可，小便调，大便每天1次，偏溏，舌淡红苔黄腻，局部花剥苔，脉左滑右滑而软。

辩证论治

【学生甲】请教授谈谈此患者该如何辩证论治。

【教授】毛囊炎俗称痤疮，归属中医学"粉刺"范畴，早在两千多年前的《内经》中就有关于"痤"的记载，例如《素问·生气通天论》云："劳汗当风，寒薄为皶，郁乃痤。"汗出时感受风寒之邪，郁于其表，久郁化热而成痤。《素问·生气通气论》又云："汗出见湿，乃成痤。"王冰注解为："阳气发泄，寒水制之，热怫内余，郁于皮里，甚则痤疖。"指出人在汗出之时体内热气正在向外散发而骤受湿邪，使余热内怫，不得发泄，如此湿与热合，郁于皮肤，发为痤疖。《黄帝内经素问集注》有云："如汗出见湿，湿热郁于皮肤之间，则生痤痱也。"指出痤由湿热郁于皮肤之间所形成。综上可见，痤疮的发生与风、湿、热邪密切相关。《黄帝内经素问集注》又云："痤痱，乃血滞于肌肤之轻证。"可见痤疮的形成与气血失和、血凝气滞也有一定的关系。回归本案例，患者皮疹瘙痒疼痛，溃破流黄水，为风湿热之邪蕴于肌肤之征象，伴胃脘部胀满不适，困重乏力，胃纳一般，大便偏溏，舌淡红苔黄腻，脉滑，乃太阴阳明湿热之表现；部分疹色暗红，伴刺痛，为血瘀不行。故主证是太阴阳明湿热内蕴，外郁肌肤，次证是外受风邪兼瘀血阻滞。故治疗上主要以清利湿热为主，兼祛风活血。选方葛根芩连汤合半夏泻心汤加减，处方如下：

葛根45g，黄连10g，黄芩15g，炙甘草6g，法半夏10g，干姜10g，党参30g，大枣10g，乌贼骨30g，皂角刺15g，蒲公英30g，石斛15g，玉竹10g，五灵脂10g，连翘30g。

7剂。水煎服。

二诊，患者诉服药后背部皮疹明显消退，瘙痒、疼痛等症状也较大缓解，嘱继续守前方7剂。后未见复诊，遂电话随访，诉背部皮疹已完全消退，3个月来未再发。（患者治疗前后照片对比可参见书后"附录"）

思辨解惑

【学生乙】此患者病在皮肤，皮肤属表，教授为何选用治里为主的葛根芩连汤？

【教授】《伤寒论·太阳病篇》34 条："太阳病，桂枝证，医反下之，利遂不止，脉促者，表未解也；喘而汗出者，葛根芩连汤主之。"葛根芩连汤主治表里同病，病机为太阳表邪未解，邪陷于里，湿热内盛。在表能祛风解肌，在里能祛湿清热，对于脾胃、大肠湿热兼表者作用尤佳。方中葛根解肌祛风，黄芩、黄连清热燥湿解毒，诸药合用，能表里双解，而以治里之湿热为主。分析此患者病机，主要为太阴阳明湿热内盛。虽然此病属于皮肤病，然病位似表而非表，其皮肤之表现乃脏腑病变的外在征象，病位应在脾胃及大肠，病机为里之湿热壅盛，随经络流于肌肤，郁而起病。虽然临床上皮肤病的治疗常从肺着手，但本例患者当从脾胃及大肠着手，理由如下：首先，脾胃主四肢、肌肉，肌肤病变可与脾胃相关，可从脾胃论治；其次，肺与大肠相表里，治肠可调肺，所以从肠而治亦不少见。正所谓"擒贼先擒王"，此病主要是里之湿热所致，所以治疗上应抓住主要矛盾，从源头而治，"外病"调内，选用葛根芩连汤以清除太阴阳明之湿热。

【学生丙】《伤寒论》中半夏泻心汤主治寒热错杂之心下痞证，此患者湿热证为主，为何合用此方？

【教授】《伤寒论》第 149 条："伤寒五六日，呕而发热者，柴胡汤证具，而以他药下之……但满而不痛者，此为痞，柴胡不中与之，宜半夏泻心汤。"半夏泻心汤寒温并用，能辛开苦降、和胃消痞，仲景用于治疗寒热错杂之心下痞证。回归本案例，患者胃脘部胀满不适，但满不痛，可归于痞证，但分析病机却为湿热内盛，而非寒热错杂，可否运用

165

此方？答案是可以的，虽然未见明显寒象，但"湿"与"寒"的属性是相同的，均为阴邪，故均可用温药和之。考半夏泻心汤之祛湿热，自明即有论者。明代戴元礼认为，仲景制诸泻心汤用治湿热最当；清代张秉成《成方便读》云："夫痞之病，皆由表邪乘虚陷里，与胸中素有之湿浊交阻互结所致，然既邪结于胸次，必郁而为热，所谓痞坚之处必有伏阳。"指出半夏泻心汤所治之痞证由湿热而致。可见半夏泻心汤也可用于治疗湿热证。方中干姜能温运脾阳，使阳升、阳运，则湿自化，人参、大枣、炙甘草能培土制水，半夏燥湿化浊，再配以黄芩及黄连清热燥湿，诸药合用，则能使湿热皆除。所以临床上半夏泻心汤的运用要灵变，不要拘泥于教科书上的病机。

【学生丁】该患者主证为湿热内盛，加石斛、玉竹等养阴药有助湿可能，为何还用？

【教授】虽然石斛、玉竹等养阴药有助湿可能，但是辨证可知患者存在胃阴不足的表现，例如口干欲饮，舌苔为局部花剥苔等症状，针对阴液不足，给予滋阴药，此乃辨证论治，且药量不大，并合用其他温药，可以制性存用，所以不必过虑助湿情况的发生。

【学生戊】痤疮是常见的皮肤疾病，请教授谈谈您的治疗经验。

【教授】痤疮的常见中医辨证分型可分为肺经风热证、痰瘀凝结证、湿热证、热毒炽盛证等，但以湿热证为多见，特别是气候湿热的岭南地区。国医大师王琦教授曾提出"体质可分""体病相关"的体质理论，认为痤疮的发病与湿热体质密切相关。他根据多年的临床实践经验，总结出痤疮患者为湿热体质较多，指出痤疮患者要认清其湿热体质的本质，治疗上以清热利湿为主。针对不同体质类型痤疮发病的情况，流行病学调查结果也显示痤疮患者的体质类型以湿热体质居多，从湿热体质论治痤疮，可取得明显的治疗效果。可见湿热邪气是痤疮发病的主要致病因素。为何湿热邪气常致痤疮的发生？是因为痤疮的发生多因素体阳热偏盛，或过食辛辣肥甘厚味之品而发，而湿最易与热纠缠在一起，所以湿热成为痤疮发病的基础，同时饮食习惯能助长湿热。故在治疗上要注重祛湿清热，但也要注意是否有次证的存在，相应地配合祛风、活血、化痰、解毒等治法以取得更好的疗效。

（谢君成）

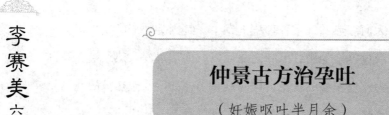

诊断现场

潘某，女，33 岁，因妊娠呕吐 2 周于 2014 年 7 月 7 日就诊。

患者就诊时已有 2 月身孕。2 周前出现恶心呕吐，呕吐物为痰涎及胃内容物，餐后加重，尤以进食流质食物或饮水后呕吐为甚，因恐惧药物对胎儿影响未服药物治疗，但长时间呕吐不止，恐影响腹中胎儿，故来诊。

刻下：恶心呕吐，呕吐物为进食食物，餐后加重，伴口淡无味，四肢乏力，四肢温，时有微微汗出，无发热恶风，无腹痛腹泻，无胸闷胸痛，无咳嗽咳痰，无尿急尿痛，纳眠差，二便尚调。查体：神清，心肺腹未见明显异常，舌淡红，苔薄白，尺脉滑，关脉浮。

辨证论治

【学生甲】此案中病态妊娠呕吐该如何辨证思考？

【教授】孕妇在怀孕过程中很多会有妊娠反应，呕吐就是其中之一。按西医学来解释，与体内孕酮和雌激素水平的波动及胃肠动力改变等密切相关。从中医学角度看，乃冲脉之气上逆，胃失和降所致。妊娠呕吐常常与精神情志有关，轻症的妊娠呕吐只要嘱患者保持愉悦的心情，避免精神刺激，呕吐不时即愈。若如本例患者，呕吐时间较长，进食减少，腹中胎儿营养难以保证，则需及时医治，以顾全孕妇及胎儿身体健康。此患者呕吐有餐后加重的特点，且口淡无味，不思饮食，无其他明显不适，考虑其与中焦脾胃关系密切。中焦脾胃虚弱，无以受纳腐熟水谷，加之妊娠妇女全身气血皆下聚于冲脉以养胞胎，冲脉之气盛，胃气之虚，冲脉之气上冲，则表现为呕吐之症。《金匮要略·妇人妊娠病脉证并治第二十》云："妇人得平脉，阴脉小弱，其人渴，不能食，无寒热，名妊娠，桂枝汤主之。"故桂枝汤有调阴阳、和脾胃、平冲逆之功。另外，在《金匮要略·妇人产后病脉证并治第二十一》讲道："产后风，续之数十日不解，头微痛，恶寒，时时有热，心下闷，干呕汗出。虽久，阳旦证仍在者，可与阳旦汤。"此处阳旦汤就是桂枝汤，在产后中风中仍可用之。因此在治疗上，我选用桂枝汤原方，但在煎服法上依据患者情况做出调整。具体药物如下：

桂枝 10g，白芍 10g，大枣 10g，生姜 10g，甘草 5g。

5 剂，日 1 剂，1000mL 水煎至 800mL，频频代茶饮。

患者服药 5 日后，呕吐明显缓解，但仍偶有恶心欲呕，四肢乏力较前好转，进食量较前有所增加，但前额出现粉刺丛生，大便干结难解，日 1 行，遂自行停药。停药 3 天后呕吐复发，恶心呕吐同前，四肢乏力，不思饮食，遂再求诊李教授，予原方加用黄芩 10g，仍煎汤代茶饮，且改为隔日 1 剂，并多食蔬果。服 3 剂后，无明显呕吐，晨起偶有恶心，前额无新发粉刺，大便尚调，余无明显不适。服药 1 周后再次自行停药，停药后 4 天，恶心呕吐再次复发，故仍以桂枝汤加黄芩隔日 1 剂煎汤代茶饮，再服 5 剂，无恶心呕吐，纳可，大便调。前额粉刺稍减少。此时为妊娠 3 个半月，予停药。此后未再复发，2 周后复诊，前额粉刺消失，无明显不适。后诞一健康男婴，现 3 岁有余。

思辨解惑

【学生乙】仲景方中有不少可以治疗呕吐之方，如干姜人参半夏丸、小半夏汤，此处为何不用？

【教授】前面提到桂枝汤主治妊娠呕吐，乃属胃气虚弱，阴阳失调之恶阻轻症，对于胃气虚弱，无明显寒热的妊娠呕吐即可用之；而干姜人参半夏丸是属恶阻重症的方药。"妊娠呕吐不止，干姜人参半夏丸主之。"呕吐持续时间长，一般药物不易治愈，属胃虚水饮者可用干姜人参半夏丸治疗。此方中用干姜、人参各一两，干姜温中散寒，人参扶正补虚，加以半夏二两及生姜汁蠲饮降逆，和胃止呕。又糊以丸剂，缓缓取效，便于受纳。小半夏汤确实也可用于呕吐病的治疗。《金匮要略·呕吐哕下利病脉证并治第十七》曰："诸呕吐，谷不得下者，小半夏汤主之。"另外，痰饮病篇也提到："呕家本渴，渴者为欲解；今反不渴，心下有支饮故也，小半夏汤主之。"结合这两条，我们可以看出小半夏汤对于胃中有水饮呕吐者更为适宜。

【学生丙】教授能否谈谈妊娠期用药安全问题？

【教授】妊娠期间确实在处方用药上要考虑到孕妇及胎儿的安全与健康。妊娠用药从古至今在不断发展，借助现代药理学研究，妊娠用药也逐渐规范化。我国《药典》收录了"孕妇禁用药""孕妇忌用药""孕妇慎用药"三类。禁用药就是有剧毒、药性峻猛、可损害胞胎的药物，妊娠期绝对不能使用，如水银、铅粉、附子、乌头、三棱等；忌用药相对禁用药毒副作用稍弱，在妊娠用药中应该避免使用，如天山雪莲、大皂角；慎用药主要是一些可活血通经、破气行滞、清热解毒、攻下滑利之药，如青皮、檀香、鳖甲、天南星、车前子、通草等。对于这些药物，我们在使用的时候应该留心，不可偏执。因为用于妊娠期的药物，一旦其潜在的生殖毒性发生，将是家庭与社会的重大负担。所以在处方前应该将这些熟记于心，方能心中有数。但是《素问·六元正纪要大论》也记载这样一段对话，黄帝问岐伯："妇人重生，毒之何如？"岐伯曰："有故无殒，亦无殒也……大积大聚，其可犯也，衰其大半而止，过者死。"原是指妇人妊娠罹患大积大聚之病，需详加辨察，如确属必需，可施以峻烈之药，攻其实邪，只要药证相符，便可病去母健胎安，但需注意中病即止。因此在治病时也不必过于束手束脚。

（王彩娣）

后记

中医不灭，邓老永生！

——追忆邓铁涛大师与中医经典临床研究所的情缘

邓师大德

公忠体国

铁杆中医

涛声振聩

2019 年 1 月 10 日早上 6 时 6 分，国医大师邓铁涛老仙逝，享年 104 岁。

噩耗传来，泪眼模糊，内心万分哀伤和不舍！一位中医巨星陨落，一个伟大的名字刷屏整个互联网……

邓老，首届国医大师，一面大旗，一位巨人，一个世纪中医的标杆，更是一位慈父、恩师，一位平易近人的长者和朋友。老人家笑容可掬，慈祥和蔼，双臂有力，妙语连珠，睿智深邃，总能给人以满满的正能量。

我与邓老结缘于 1995 年，当时正在申报国家中医药管理局青年基金项目，按要求需两位推荐人，在恩师熊曼琪教授的指引下，十分荣幸邀请到鼎鼎大名的终身教授邓老和欧明老做推荐。记得当时到了邓老家，我向老人家说明来意，邓老乐呵呵地在推荐书上签名，嘴里不时念道"贩猪崽"。当时我不理解，后来才知道是推荐后学之意。随后去北京参加答辩也得到任继学老、陈可冀老、李连达老、赖世隆老等前辈提携，答辩十分顺利，这是我人生中第一项担任主持的课题。经过3年认真踏实的实施，取得预期结果，该项目于1999年获得广东省科技进步三等奖。2004年我入选全国首批优秀中医临床人才研修项目，2007年顺利通过考核，获"优秀学员"及奖金3000元。首届全国优才招生通过市、省及国考，共入选200名，通过3年培训再考核，其中30名被授予"优秀学员"称号。后来才知道，此项目由邓老倡导，并亲自担任指导老师。邓老出资10万元，奖励30名优秀学员，剩余的1万元，国家中医药管理局以"优秀指导老师"名义将奖励颁给了邓老。

在邓老的积极倡导下，广州、北京和上海等地的中医药大学创办非医攻博班，广州中医药大学还创办了铁涛班，并开创全国师承班学员可通过考试、答辩同步申请研究生学位的先河，为促进中医药学术传承与发展、优化中医人才队伍做出了杰出贡献。邓老等老一辈中医大家们倡导中医学院升格为中医药大学，而不是中医院校与综合性高校的合并，为保存中医院校的实力，殚尽心力！

为促进广州中医药大学经典教研室共同协调发展，邓老向相关领导建议并亲笔书信，于2010年在第一临床医学院组建了中医经典临床研究所，并亲任荣誉所长。在老人家的推荐下，我受命担任所长。中医经典临床研究所共辖第一临床医学院伤寒论、金匮要略、温病学3个教研室和第一附属医院内分泌科、风湿免疫科、神经内科3个病区。如今，研究所与中医临床基础学科协同建设，学术梯队日趋完善、人才辈出，在医教研及经典学术推广等各方面，全面发展，整体推进，取得了一系列的成果，在海内外产生积极影响。

173

每年的惯例，春节、教师节，我们中医经典临床研究所团队成员都会去拜见邓老，聆听老人家的教诲，向老人家汇报工作。邓老能一一点出我们的名字，还每每给我们鼓励和赞扬。因怕打扰老人家休息，我们每次见面时间较短，但收获满满。

2006年，邓老推荐由第一附属医院急诊科与温病、伤寒两个教研室一起参与国家科技"十一五"支撑计划——中药防治流感方案的研究。经过团队共同努力，"寒温并用中药复方防治流感的系统监控性临床与实验研究"获得立项。其主导理念思路"寒温并用，寒温合一"就是邓老提出的。当时进入北京答辩，我们团队是唯一入选的中医院校单位。

邓老常提醒我们，"中医人要有政治头脑，不单看好病、做好本职工作，尤其要关心国家大事"。当时年近百岁的老人，每每谈及时政要闻，比我们还了解得细致、理解得深透，让我们十分感动和敬佩。

1995年，前辈熊曼琪教授、陈纪藩教授、陈瑞春教授、梅国强教授共同创立了全国经方临床运用高级研修班（简称经方班），至今已举办十八期。在全国经方班基础上，2010年在邓老提议下创建广州国际经方班，至今已举办八届。其中第六、七、八届国际经方班分别在中国台北、新加坡、马来西亚举行，成为名副其实的国际中医经典交流平台，办班模式由两年一届改为一年一届两站。如2018年第八届国际经方班于7月、10月分别在马来西亚吉隆坡、中国深圳成功举办，当地多家主流媒体纷纷报道，微信直播点击量超过十万人次。

邓老说："中医发源于黄河，通过长江流向珠江，并从珠江走向世界。"在首届国际经方班上，邓老亲自会见海内外朋友，并与参会学员们合影留念，成为我们最珍贵的记忆。2006年，邓老受邀出席第六届全国经方班，与学员见面，并即兴演讲，我当时是主持人，43分钟的演讲，邓老思绪活跃，娓娓道来，心情十分激动而沉重。当时正值"取消中医"的恶浪袭来，针对中医后学产生迷茫、退却的情绪，邓老与学员们一起回顾了中医发展的艰难历程，由"消灭中医"的大浪潮，到"改造中医"的小浪潮，直至今日的"取消中医"，邓老比作"嗡嗡叫"。不过人民的意愿，中医是永远不会被消灭的！外人消灭不了中医，只有中医自己才可能消灭中医。不过不要紧，即算中国的中医消灭了，还有外国的中医，不过是"出口转内销"罢了。"中国人若要到外国去学中医，这是最可怕的事，也是我最担心的事！"演讲结束时，老人家将亲笔撰写的四句话寄语学员："四大经典为根，各家学说为本，临床实践乃中医之生命线，仁心仁术乃中医之魂。"邓老用他自己研究重症肌无力的成果及海外广州中医药大学校友用针刺辅助生殖技术提升试管婴儿成功率的案例，反复告诫学员：你做不到是你中医功夫未到！"你们的屁股要坐在中医那里，屁股是指挥脑袋的。"诙谐表达，邓老不时会心呵呵大笑，全场多次掌声雷动。一切的一切，如今还历历在目……

"钻研经典，以培养铁杆中医"是邓老给经方班学员的寄语，如今墨宝依然挂在伤寒论教研室墙上，面壁思过，时时提醒我们对中医传承发展的责任和担当！

因经方班之缘分，台湾经方大家张步桃老每次来广州作讲座，都会拜见邓老。

记得第一次的拜见真是巧合，见面那天恰好是邓老的生日，海峡两岸大师相见，我作为陪同者，见证了这感人的一幕。当时邓老紧握着张老的双手，开心地说："我姓邓，我的老家在河南邓县（现为邓州市），我是张仲景的弟子。"张步桃老笑着说："我姓张，我在台湾创立了张仲景文教基金会，有人问，张仲景是你爸爸吗？我说是的，张仲景是我爸爸的爸爸的爸爸……"作为后学我在旁不敢吭声，心想：张仲景在长沙做太守，我是湖南长沙人，我也是张仲景的弟子呀……

几乎每届国际经方班，邓老都有题字赠墨宝。国际经方班走向海外，邓老就录制视频表示祝贺。2018年7月，邓老身体欠佳，在病床上还录制了给第八届国际经方班的祝福视频。2018年10月，经方班结束后，我向邓老汇报经方班盛况，并转达大家对邓老的祝福，老人家眼角漾出泪花，连声说道"谢谢大家，谢谢大家"。

邓老亲口对我说：你是我的弟子。邓老大弟子刘小斌教授也多次转达过此意，令我万分感动和不安！跟随邓老多年学习和领悟，邓老医德师德的广度、政治敏锐的高度、学识学术的深度和精度，乃当代中医之巨匠、脊梁！严于律己，宽以待人，心系国家，胸怀天下，爱党爱国爱民之情怀，将中医视为终身使命和担当，乃吾辈学之不尽、用之不竭之精神财富。

"仁心仁术，精诚济世"乃邓老一生的真实写照。世纪老人仙逝，精神丰碑永存。仿佛邓老还在陪伴着我们，铁杆中医，使命在身，叮嘱之声，"涛涛"不绝。

愿恩师好好安息！

中医不灭！

邓老永生！

李赛美

2019年1月13日

附录

部分医案治疗前后对比照片

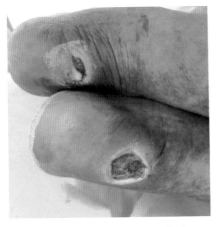

"阳回阴消拔糖疽"治疗前

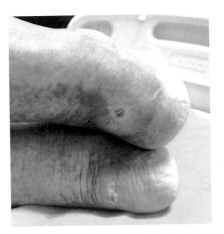

"阳回阴消拔糖疽"治疗后

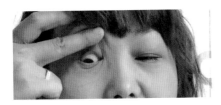

"日落西山又东升"治疗前

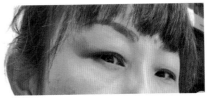

"日落西山又东升"治疗后

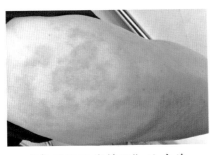

"表里同治消锦纹"治疗前

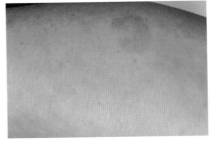

"表里同治消锦纹"治疗后

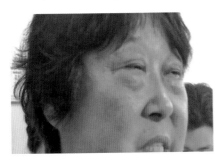

"眼病可选小柴胡"治疗前

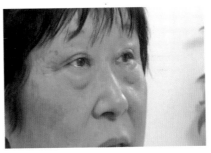

"眼病可选小柴胡"治疗后

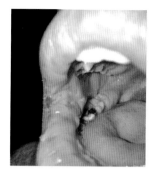
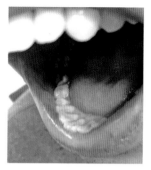

"口疮难愈辟蹊径"治疗前　　　　　　　"口疮难愈辟蹊径"治疗后

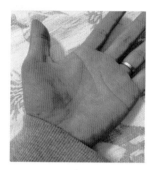
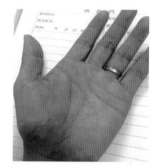

"六经辨治消渴病"治疗前　　　　　　　"六经辨治消渴病"治疗后

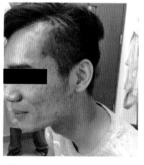
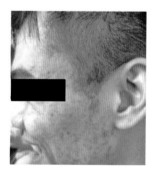

"中药妙手平'坑洞'"治疗前　　　　　　"中药妙手平'坑洞'"治疗后

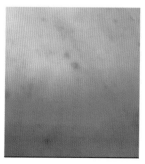
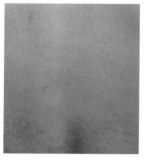

"湿去热清美肤还"治疗前　　　　　　　"湿去热清美肤还"治疗后